乳腺触诊成像影像诊断学

Diagnostics of Breast Palpation Imaging

王本忠　付　君　主编

科学出版社

北京

内 容 简 介

本书在介绍各种乳腺检查技术的基础上，重点对乳腺触诊及触诊检查标准化的必要性进行了说明，并对新型乳腺触诊成像检查的技术原理、临床应用和操作技巧及其在乳腺癌筛查早诊体系中的作用进行了全面阐述，其中各种典型和非典型乳腺疾病病例的触诊影像学表现和图谱，都是以临床诊断和病理诊断为依据，通过对同一病例的触诊成像、超声、X线、磁共振等多种影像检查结果的比对，生动形象地进行展示和诊断。未来基于大数据的触诊成像智能诊断系统，将为乳腺健康普查和乳腺癌筛查早诊作出更大贡献。

本书可供外科和健康管理人员阅读，以全面了解触诊成像技术在乳腺疾病，尤其是乳腺癌筛查早诊应用中的价值，正确地掌握和使用触诊成像这种技术手段。

图书在版编目 (CIP) 数据

乳腺触诊成像影像诊断学 / 王本忠，付君主编 .—北京：科学出版社，2016.11

 ISBN 978-7-03-050789-1

Ⅰ.①乳… Ⅱ.①王… ②付… Ⅲ.①乳房疾病 - 影像诊断 Ⅳ.① R655.804

中国版本图书馆 CIP 数据核字（2016）第 280492 号

责任编辑：戚东桂 / 责任校对：李 影
责任印制：赵 博 / 封面设计：陈 敬

科学出版社 出版
北京东黄城根北街 16 号
邮政编码：100717
http://www.sciencep.com
北京利丰雅高长城印刷有限公司 印刷
科学出版社发行 各地新华书店经销

*

2016 年 12 月第 一 版 开本：787×1092 1/16
2018 年 1 月第二次印刷 印张：7 1/4
字数：155 000
定价：**75.00 元**
（如有印装质量问题，我社负责调换）

《乳腺触诊成像影像诊断学》编写人员

主　编　王本忠　付　君
副主编　郑延松　王振捷　李兴睿　陈　刚　高国华　沙宪政
编　委　（按姓氏汉语拼音排序）

陈　刚　中国健康促进基金会
陈昌海　中国人民解放军第二〇二医院
陈伟国　上海交通大学医学院附属瑞金医院
陈志恒　中南大学湘雅三医院
戴　萌　南方医科大学南方医院
付　君　哈尔滨医科大学附属第一医院
高国华　北京瑞申触诊成像技术研究院
龚建军　新疆石河子市人民医院
郭　磊　中南大学湘雅医院
洪海鸥　安徽省立医院
花　瞻　中日友好医院
李　程　中日友好医院
李惠梅　新疆维吾尔自治区人民医院
李兴睿　华中科技大学同济医学院附属同济医院
任　敏　安徽医科大学第一附属医院
沙宪政　中国医科大学公共基础学院
邵庆华　云南省第三人民医院
宋振亚　浙江大学附属第二医院
孙　欣　国家电网北京电力医院
孙圣力　北京大学软件与微电子学院
唐世琪　湖北省人民医院
王　见　青海省人民医院
王本忠　安徽医科大学第一附属医院
王洪超　北京瑞申触诊成像技术研究院
王慧君　北京协和医院
王健生　西安交通大学第一附属医院
王西京　第四军医大学西京医院
王振捷　北京协和医院
王振宇　北京大学软件与微电子学院
吴　军　第三军医大学新桥医院
武　力　兰州大学第一医院
徐志坚　中国医学科学院肿瘤医院
许　立　四川大学华西医院
杨晓东　北京大学深圳医院

于志勇　山东省肿瘤医院
张　群　江苏省人民医院
赵小兰　第三军医大学西南医院
郑延松　中国人民解放军总医院健康管理研究院
周恩相　中南大学湘雅二医院
周连群　中国科学院苏州生物医学工程技术研究所

编　者（按姓氏汉语拼音排序）
蔡永江　北京大学深圳医院
冯丽丹　宁夏医科大学总医院
冯玉梅　西安交通大学第一附属医院
高昌杰　新疆维吾尔自治区中医医院
郭　振　中国科学院苏州生物医学工程技术研究所
郭晓光　四川省妇幼保健院
姜光瑶　四川大学华西第四医院
雷衡阳　甘肃省平凉市人民医院
李　泾　新疆巴州人民医院
李春伶　惠州市第三人民医院
李富武　济南市第五人民医院
李有怀　陕西省宝鸡市人民医院
李志周　陕西省榆林市第一医院
李忠庆　北京瑞申触诊成像技术研究院
卢慧君　陕西省西安市第一医院
卢惠明　华润武钢总医院
吕巨鹏　陕西省汉中市中心医院
彭云红　新疆石河子大学医学院第一附属医院
乔如丽　兰州军区总医院
盛　薇　西安交通大学第一附属医院
谭玉玲　延安大学附属医院
唐怀滨　陕西省人民医院
唐培祥　甘肃省康复中心医院
魏国安　陕西省榆林市第一医院
肖玉根　佛山市南海区人民医院
薛　伟　新疆昌吉回族自治州人民医院
杨永栋　新疆喀什地区第一人民医院
于　伊　青海大学附属医院
袁　红　湖北省荆州市中心医院
张　威　中国科学院苏州生物医学工程技术研究所
张　欣　新疆昌吉市第二人民医院
赵　鹏　兰州市妇幼保健院

序 一

随着人们生活方式的改变，乳腺疾病发病率呈逐年上升趋势，其中乳腺癌发病率已占女性肿瘤首位，且呈年轻化趋势。癌症筛查是防治癌症最有效的手段，乳腺癌筛查是通过有效、简便、经济的乳腺检查措施，对无症状女性开展筛查，以期早期发现、早期诊断及早期治疗，其最终目的是要降低人群乳腺癌的死亡率。乳腺 X 线检查对降低 40 岁以上女性乳腺癌死亡率的作用已经得到了国外大多数学者的认可，但乳腺 X 线检查用于乳腺癌筛查的争议一直没有停止过；由于我国女性乳腺解剖结构的特点，X 线对年轻女性致密乳腺组织穿透力差，故一般不建议对 40 岁以下、无明确乳腺癌高危因素或临床体检未发现异常的女性进行乳腺 X 线检查。临床查体和超声检查受检查者能力和主观因素影响较大，检查结果难以量化，不利于随诊对照观察。磁共振检查时间长、费用高昂。针对乳腺疾病发病现状，乳腺癌筛查期待新技术。

《乳腺触诊成像影像诊断学》是我国第一部专门介绍乳腺触诊成像技术的专著，是对传统二维、三维图像诊断技术的补充，是利用计算机技术对乳腺疾病的另一种描述，也是诊断上的一种创新。

该书所介绍的乳腺触诊成像技术，通过 2D、3D 和动态数模技术的运用能够表现乳腺疾病独特的影像特征。经过 5 年多时间的大量临床应用，作者积累了宝贵的可借鉴经验，通过同一病例乳腺触诊成像和 X 线、超声、磁共振的比较，从不同角度展示同一病灶的不同特质。

乳腺触诊成像操作无创便捷、流程规范，检查结果客观性强，检查报告可视化、数据标准化、结果可量化，适合随诊对照研究，该技术特别适合健康体检人群乳腺疾病的早期筛查，是乳腺癌早期筛查的创新性适宜技术。

相信该书的出版将会对乳腺触诊成像技术在我国的应用推广起到积极的推动作用，为做好我国乳腺癌的防控工作做出积极的贡献。

中国健康促进基金会理事长
《中华健康管理学》杂志主编

序　二

　　乳腺癌已经成为女性恶性肿瘤的第一杀手，严重危害广大女性的健康，因此，乳腺癌早期筛查十分必要。

　　乳腺癌筛查是针对无症状女性的一种防癌措施，以早期发现乳腺癌，达到早期诊断和早期治疗，最终达到降低人群乳腺癌死亡率的目的。

　　目前乳腺癌筛查模式主要是 X 线、超声和临床触诊检查（CBE）。乳腺癌筛查的具体模式还没有固定，国内外对此争议也很大，但美国癌症学会的指南仍推荐 CBE 作为 40 岁以上无症状女性的乳腺癌早期筛查诊断措施。由已接受专业培训的医生对无症状女性进行 CBE 检查。遗憾的是，目前还缺少评价其单独应用进行乳腺癌早期筛查诊断的大型临床试验。

　　近年来，乳腺触诊成像技术在我国临床和体检的广泛应用，为触诊标准化提供了大量数据基础。敏感度和特异度均高于 CBE 的乳腺触诊成像技术，作为乳腺癌早期筛查的必要补充，必将提高早期乳腺癌的检出率。与欧美国家相比，我国目前乳腺癌筛查的检出率仍然较低，还没有通过筛查降低乳腺癌死亡率的研究数据。在我国乳腺癌筛查资源并不充裕的情况下，确立我国乳腺癌的高危人群，有针对性地进行筛查，是提高我国乳腺癌筛查成本效益的重要途径。

　　我国乳腺癌筛查的起步较晚，有关研究也不多，检查的标准也不统一，结果难以比较，另外，如何规范我国乳腺癌筛查流程，如筛查人群的确定、筛查技术手段和模式的选择、筛查频率和时间间隔、检查诊断人员需要的培训和资格认定、如何保证筛查质量等，摸索符合我国国情的乳腺癌筛查模式，仍然是我们面临的主要问题和挑战。

　　《乳腺触诊成像影像诊断学》的出版，从理论基础到临床诊断图谱，系统地阐述了乳腺触诊成像这一新技术。相信随着这一技术的深入应用，有可能成为乳腺癌筛查的重要辅助手段。

中国人民解放军总医院健康管理研究院主任

中华医学会健康管理学分会候任主任委员

前　言

近年来，"乳腺癌"这个词已成为大众，无论是茶余饭后还是网聊刷屏的一个关键词、热门词。无论是报纸头条还是视频传媒，相关报道数不胜数，许多事件令人惋惜。从陈晓旭到姚贝娜，从奥黛丽·赫本到安吉丽娜·朱莉，媒体和公众人物的轰动效应远比疾病本身来得更汹涌猛烈。人们谈"乳腺癌"色变！

我们再来看看专业数据，2014 年由 Fan Lei 发表在 *Lancet Oncology* 上的《中国乳腺癌现状》中提出，每年中国乳腺癌新发病数量和死亡数量分别占全世界的 12.2% 和 9.6%，从 20 世纪 90 年代以来，中国的乳腺癌发病率增长速度是全球的两倍多，如果这一趋势保持不变，到 2021 年，中国乳腺癌患者将高达 250 万，发病率将从不到 60 例 /10 万女性（年龄在 55 岁至 69 岁）增加到超过 100 例 /10 万女性。全球肿瘤流行病统计数据（GLOBOCAN）认为乳腺癌是中国女性最常见的癌症，发病率年龄标化率（ASR）为每 10 万人 21.6 例，死亡率 ASR 为 5.7 例 /10 万女性。这些触目惊心的数字，仍然不能引起我们的足够重视。从 2007 年到 2012 年，共计 53 万中国女性接受了乳腺癌筛查，这个比例仅仅占中国女性的 0.082%，少得可怜。一项在北京做的研究发现，在新发的乳腺癌病例中，仅有 5.2% 的女性是通过定期乳腺筛查发现的，有 82.1% 的女性发现患乳腺癌时已经有明显的症状了，也就是说已经错过了最佳的治疗时机。我们知道，乳腺癌早期发现、早期干预是降低死亡率很有效、很关键的办法，这点是共识，国家知道，医生知道，民众也知道。那关键症结在哪呢？原因很多，投入普查资金不足，无创筛查设备较少，民众自我检查意识淡薄等，作为全球人口最多的国家，这确实是一个大难题。

作为一名普通的医务工作者，一直致力于乳腺癌筛查新技术的临床研究和推广工作。每当在医院看到患者及其亲人朋友痛苦、绝望的表情，虽然谈不上感同身受，但深感责任重大。当然，在枯燥、烦琐的工作中，也曾有被生命的伟大所震撼过。当知道被自己检出的乳腺癌患者安然出院，甚至几年后又遇到她时，那种惊喜、释然之情溢于言表。这只是一位乳腺癌患者从最初筛查到治疗出院中最早的一个环节，但让我感觉到了自己的价值，也更认同了这项技术，更坚定了我继续走下去的信念。

在漫漫的临床学习和技术推广的长路上，有幸得到业内很多位德高望重、虚怀若谷、知识渊博的前辈和专家的指点与帮助。我深深被他们高尚的医德、一丝不苟的学术态度、睿智超前的学科目光，以及一视同仁、实事求是的工作作风所打动。我时常告诫自己，应以他们为榜样，无论是做人还是工作，汲取他们的精华，让自己更加强大。

　　通过本书的出版，把自己多年来学到的乳腺触诊成像系统应用于乳腺检查的知识分享给大家，希望同仁们批评指正。谢谢！

王本忠

2015 年 11 月 22 日

目　　录

第1章　乳腺疾病发展现状

乳腺疾病是女性常见病、多发病，尤其乳腺癌，是女性常见的恶性肿瘤之一，发病率位居女性恶性肿瘤首位，严重危害女性的身心健康。

Lancet Cncology 2014 年报道，全世界每年约有 100 万人被诊断为乳腺癌，而大约有 50 万人死于该病[1]。在欧美国家，每 8 ～ 10 位女性中就有 1 位可能发生乳腺癌。亚洲是乳腺癌的低发区，但乳腺癌的发病率逐年升高，且有年轻化趋向。全世界每年乳腺癌的发病率以 0.2% ～ 8% 的幅度上升，其中以包括中国在内的发展中国家最为迅速。

我国虽然是乳腺癌相对低发地区，但同时，也是乳腺癌发病率增长最快的国家之一。中国抗癌协会公布的统计数字显示，我国近年来乳腺癌发病率正以每年 3% 的速度递增，成为城市中死亡率增长最快的癌症，乳腺癌的发病有着"城市化"、"高端人群"的趋势，发病年龄也呈逐渐年轻化的趋势。乳腺癌已经成为城市女性的第一杀手，在北京、上海、广州等大城市发病率更高。以上海为例，1972 年，上海女性乳腺癌的发病率为每 10 万人中有 17 人，1992 年上升到每 10 万人中有 34 人，2000 年，则迅速上升至每 10 万人中有 56.2 人。也就是说，从 1992 ～ 2000 年 8 年间的上升幅度，超过了 1972 ～ 1992 年 20 年间的上升幅度。2008 年，已迅速上升至每 10 万人中有 62.5 人。北京从 1978 年开始，乳腺癌已经成为女性发病率最高的恶性肿瘤，近年来还以每年 2.4% 的速度上升，现在年发病率已经到 54/10 万。大城市中的乳腺癌发病率，有逐步接近欧美发达国家水平的趋势。有资料显示，西方女性乳腺癌的发病人数高峰期为 50 ～ 55 岁，而且随着年龄增长，发病率越高。但中国女性的乳腺癌发病年龄要比西方女性小 10 岁左右，特别是在 30 ～ 54 岁年龄组中。中国患者就诊年龄平均为 48.7 岁，其中，超过 1/3 的乳腺癌患者在 40 ～ 49 岁得到确诊。

中国人口协会历时 8 个月时间，进行"中国乳腺疾病调查报告"调研，2010 年 2 月"中国乳腺疾病调查报告"发布显示：我国城市中乳腺癌的死亡率增长了 38.91%，乳腺癌已成为对妇女健康威胁最大的疾病，乳腺癌发病率位居大城市女性肿瘤的第一位。在无症状女性人群中，各种乳腺疾病患者竟达到 52.4%，此发病数大大高于女性其他慢性常见病而占首位，其中仅患乳腺增生的妇女数高达 49.7%。此次调查报告是中国人口协会协同有关部门，通过抽样调查、街头问卷发放、网络在线调查等方式，进行为期 6 个月的乳腺疾病调查，并通过媒体向全社会发布调查报告。近年我国乳腺癌发病率的增长速度高出高发国家 1% ～ 2%，且呈明显年轻化趋势。

如何能降低乳腺癌和其他乳腺疾病对女性的危害，如何降低乳腺癌的发病率和死亡率，是医务工作者一直在探索并希望能尽快解决的难题。早期发现，早期诊断，早期治疗的"三早"原则是被公认的一种降低乳腺癌死亡率的策略。但由于各个国家地区的国情和民族文化差异等多种原因，造成全球发达国家与发展中国家的明显差异。

美国近几年加大了癌症防控措施惠及范围，尤其是那些社会经济地位较低以及未能得到充分医疗服务的人群。"Cancer statistics，2012"提及，2012 年美国女性乳腺癌患者226 870 例，死亡 39 510 人，最近 5 年乳腺癌的发病率和死亡率呈缓慢下降趋势。

近几年，中国乳腺癌的发病率和死亡率都已接近发达国家水平，全球每 100 个新确诊的乳腺癌病例中，有 12 个来自中国。中国与发达国家的差异有：乳腺癌发病年龄更早，尤其是绝经前；同时，筛查的手段和设备不完善；广大妇女缺乏自我检查意识；对乳腺癌疾病的认识不足。目前，国外主要以钼靶摄片为普查的仪器，价格比较昂贵，对人体还有一定的辐射性。国内筛查要以国外为标准涉及医疗保险难以完成。2005 年曾尝试开展一项全国乳腺癌筛查项目，目标是使用乳房 X 线和超声筛查 100 万女性，但是由于缺乏资金和对假阳性诊断的担心而终止了。针对这些弊端，中国政府采取了多项重要措施来解决在医疗改革中面临的挑战。2009 年开始，中国政府在城市和农村发展了可负担和易获得的医疗保健系统。2012 年国家医疗保险系统基本实现全民覆盖，减少了病人大约35% 的医疗花费。另外，乳腺癌作为 20 种重大疾病之一将优先纳入大病保险范围，国家医疗保险制度覆盖了 70% 的住院病人医疗花费。

参 考 文 献

[1] Fan L，Strasser-Weippl K，Li JJ，et al. Breast cancer in China，Lancet Oncol，2014，15（7）：e279-289 PMID：24872111

第2章　乳腺检查技术

乳腺检查技术主要分两大类：第一类是无创的检查，包括临床体格检查和常用的超声（sonography）、乳腺X线摄影（mammography）、MRI、CT、乳腺组织弹性成像检查（elastography）等影像学检查。第二类是有创的病理学检查，如细胞病理学检查和组织病理学检查，常用的方法有细针穿刺、粗针穿刺、病理活检等。另外，还有一些其他检查方法，比如利用光学成像的技术如红外线等，此类技术已渐趋于淘汰。

1 临床触诊

临床触诊（clinical breast examination，CBE）是一种简单、易行的检查方法，由于其方便、无副损伤、费用低，一直是临床乳腺检查的首选方法。经过专业培训的外科医生徒手触诊乳腺，感知肿块的硬度、活动度、形状、边界、表面光滑程度等指标，从而判断肿块的良恶性。临床证实，经验丰富的外科医生触诊检查的敏感性为54%，特异性为94%。美国癌症指南推荐40岁及其以上的妇女要一年做一次CBE检查，以便在无症状情况下早期发现乳腺癌。CBE可能会发现一些乳腺X线检查遗漏的乳腺癌，可作为乳腺X线不提示或未接受高质量乳腺X线筛查妇女的一种重要的筛查工具。但是，CBE的操作、报告、文档资料记录通常是不一致的或非标准化的。临床触诊要求经过专业培训的外科医生来进行，并且只针对可触及肿块的检查，也就是局限于1cm以上的肿块。

2 超声

乳腺超声（sonography）诊断始于20世纪50年代初期，最初由于探头频率低，仪器分辨率差，临床价值有限，发展缓慢。直到20世纪90年代中期，高频探头频率突破7.5MHz，以及彩色多普勒对肿瘤和淋巴结血供情况的研究，在乳腺良恶性肿块的诊断和鉴别诊断上显示出其优越性[1]。超声诊断的优缺点有哪些呢？

优点有：

（1）无任何损伤，适合任何年龄段女性检查；

（2）无检查盲区，任何部位都可检查；

（3）对软组织有良好的分辨力，能够清晰显示乳腺各层次结构；

（4）判断肿块的物理性质（囊、实性）（图2-1～图2-3）；

（5）根据声像特征，结合血流特征，判断肿块良恶性；

（6）超声引导下可做穿刺、活检及治疗。

缺点有：

（1）难以发现乳腺X线提示的钙化病灶；

（2）实性病灶均为低回声，1cm以下的低回声图像缺乏特异性，无血流或血流信号不明显，超声很难判断；

    （3）腺体结构异质性和受检乳房面积较大，容易漏诊较小病变；

    （4）对操作者知识面、细心程度、经验等主观因素依赖强。

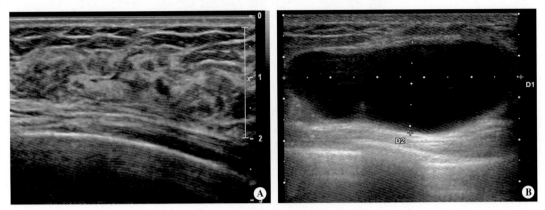

图 2-1　正常乳腺结构的超声图像

A. 可以清晰显示乳腺皮下组织、导管、腺体层、腺体后组织、胸大肌等；B. 无回声，后方回声增强，超声对囊肿有较高的敏感性和特异性

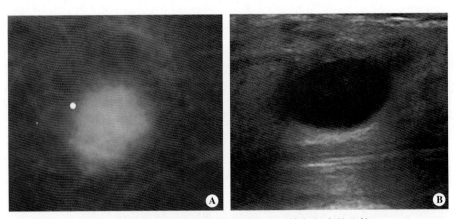

图 2-2　乳腺异常结构的影像实例——X 线与超声的比较

46 岁女性，乳腺内可触及肿块，病理证实为浸润性导管癌。A. 乳腺 X 线 CC 位摄影显示边界不清楚肿块；B. 超声垂直放射切面上显示对应部位为一单纯囊肿

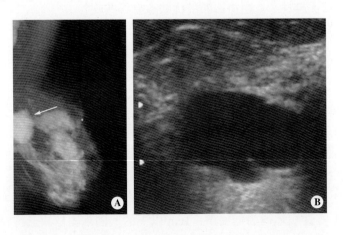

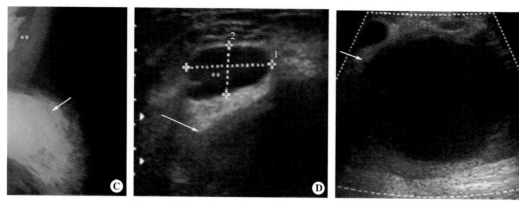

图 2-3 乳腺异常结构的影像实例——X 线与超声的比较

47 岁女性，发现左乳外上肿物。A. 乳腺 X 线 MLO 位上显示为 3.5cm 的致密肿块（箭头）；B. 超声图像上显示这个区域有一 1.4cm 的囊肿，认为是良性病变；C. 乳腺 X 线图像显示 12 个月后的随访结果：肿块明显增大，大小为 7.0cm（箭头），并伴有腋尾可疑淋巴结肿大（**）；D. 超声图像显示，12 个月后的随访，1.4cm 的囊肿仍然可见（**），但位于一 6.5cm 的厚壁囊性肿块（箭头）前方，该厚壁囊肿病理证实浸润性导管癌 3 级；E. 超声图像显示，扩展视野检查更好地显示了肿块。较大的肿块在最初超声检查中被漏诊主要是因为检查视野太小，没有把后方的组织包括在内。乳腺 X 线和超声结果的对应，X 线测量结果不应该大于超声测量径线的 20%。这个病例中，大小的差异（X 线上的 3.5cm 与超声上的 1.4cm）远远超过了这一比值

　　超声弹性成像（UE）是根据不同组织的弹性系数不同，再加外力或交变振动后其应变也不同，收集被测体某时间段内的各个片段信号，根据被压迫前后发射的回波信号获取各深度上的位移量，计算出变形程度，再以灰阶或彩色编码成像[2]。可用于乳腺、甲状腺、前列腺检查，目前更多用于乳腺的临床研究。UE 检查技术能提供组织的基本力学属性——组织弹性，通过检测病变组织的组织弹性，对病灶的良恶性作出鉴别诊断，为乳腺疾病的诊断提供了一定依据（图 2-4）。但由于其技术本身的要求较高，检查结果受操作者主观影响较大，评分标准尚不健全，加之病灶位置大小的影响，病灶本身物理病理性质的影响，尚未广泛应用于临床[3]。

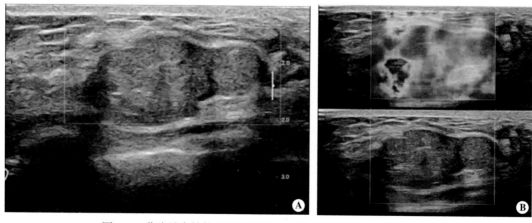

图 2-4 乳腺异常结构的影像实例——超声与超声弹性成像的比较

24 岁女性，无明显不适，体格检查发现：左乳内侧可触及质韧肿块，活动度可，表面光滑。术后病理：浸润型导管癌。A. 左乳内侧见一稍低回声肿块，边界尚清，形态规则，回声尚均匀，血流不明显。B 超 BI-RADS：3 级；B. 弹性成像显示肿块内部硬度分布不均，最硬处杨氏模量 E_{max} > 150kPa，弹性评分质地硬

3 乳腺 X 线摄影

1913 年乳腺 X 线摄影（mammography）起源于德国，是指通过低能 X 线获得乳腺影像的方法，拍照时将乳房置于图像接收装置和透光压迫器之间夹紧，正确的压迫可降低放射剂量和提高图像质量。1965 年，中国医学科学院肿瘤医院引入中国第一台乳腺钼靶机。在以后的半个世纪，由于乳腺 X 线设备技术进展缓慢，一直没有被广泛应用，尤其在包括中国在内的以致密型乳腺人群为主的亚洲国家。直到 20 世纪 70 年代初，乳腺 X 线检查从钨靶过渡到钼靶和干板，并在乳腺癌早诊方面取得比较满意的效果[4]。

乳腺 X 线检查按临床作用主要分为筛查性乳腺 X 线检查和诊断性乳腺 X 线检查，筛查性乳腺 X 线检查主要指针对临床前期无症状的女性进行乳腺 X 线摄影以获取常规的影像资料，其敏感性高；而诊断性乳腺 X 线检查是对临床上有症状的女性，或是对筛查中发现的可疑患者行进一步检查以获取可能的异常影像的方法。

乳腺 X 线影像学基本特点是肿块和钙化，结构紊乱等其他异常表现（图 2-5）。美国放射诊断学院（ACR）建立了乳腺 X 线影像分析结果评价体系 BI-RADS（Breast Imaging Reporting and Data System）系统。此评价系统对乳腺 X 线诊断性检查起到了指导和量化作用，被广泛接受并应用。

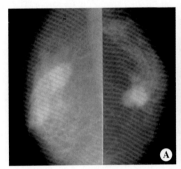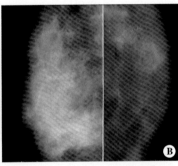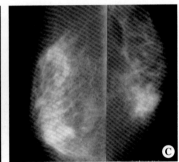

图 2-5　乳腺 X 线的主要影像表现
A. 肿块；B. 钙化；C. 结构扭曲

乳腺 X 线检查具有以下优点：

（1）50 岁以上女性乳腺癌检查敏感性及特异性可达到 90% 左右；

（2）可发现微钙化和隐匿性癌，有效降低乳腺癌死亡率；

（3）对脂肪型及少量腺体型乳腺具有较高的检出率；

（4）可准确定位并做引导；

（5）显著改变了对乳腺癌患者的评价；

（6）已成为乳腺疾病首选的影像诊断手段，被用于 40 岁以上妇女乳腺普查[5]；

（7）诊断性乳腺 X 线检查对有症状患者发现特征性征象是很有帮助的（图 2-6）[6]。

乳腺 X 线检查虽然已有近百年历史，但对于其临床价值及适用范围一直存在很大分歧，问题就在于其存在的一些缺陷：

（1）放射性对人体造成的损伤，究竟利大于弊，还是弊大于利，尤其对于普查性乳腺 X 线检查，目前还存在很大争议（图 2-7）；

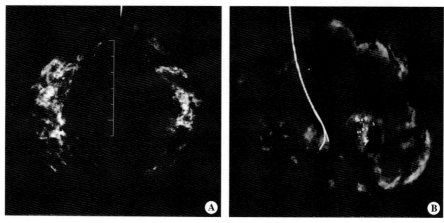

图 2-6　乳腺异常结构的 X 线影像实例

56 岁女性，双乳未触及明显肿块，超声检查双乳未见明显占位，病理结果：右乳乳腺病，导管上皮不典型增生，部分区域癌变（导管原位癌，中 - 高级别）[7]。A. 左乳外侧显示圆形类结节，边缘清、光整，腺体内散在少量点状钙化灶。考虑良性病变可能，BI-RADS：2 类；B. 右乳外上成簇小片状、点状及短杆状较不均质钙化，未见明确形成肿块。考虑恶性病变可能，BI-RADS：4c

（2）对于年轻女性致密型乳腺敏感度低于 69%；

（3）体型瘦小、腋下、胸壁无法查及；

（4）受阅片者主观因素影响，假阳性导致活检率偏高；

（5）对于乳腺良性疾病检出率较低，往往缺乏特征性征象或不显像。

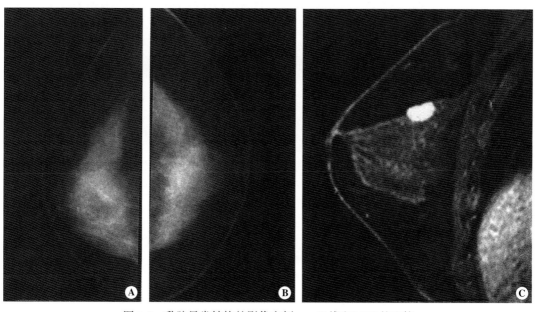

图 2-7　乳腺异常结构的影像实例——X 线和 MRI 的比较

49 岁女性，病理结果为原发性浸润性小叶癌。A、B. 显示呈多量腺体型乳腺，未见明确肿块及钙化；C. MRI 动态增强显示肿物，略呈分叶，考虑乳腺癌

4 磁共振成像

磁共振始于 20 世纪 70 年代,人体内不同组织及病变在均匀的强磁场中用特定频率脉冲进行激发,就会产生磁共振现象,停止激发后,它们的恢复时间有差异,把这种差异转换成图像形式表现出来,就是磁共振成像(magnetic resonance imaging,MRI)。乳腺磁共振影像检查需要在高磁场(> 1.0T)下完成,并且需要专用乳腺线圈,从而获得高信噪比、高分辨率的图像。MRI 对乳腺病变的分析一般包括形态学、信号强度、内部结构,尤其是动态增强后病变强化分布方式和血流动力学表现特征(图 2-8,图 2-9)。

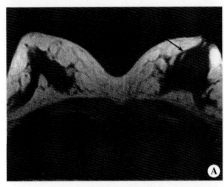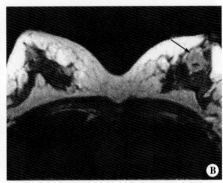

图 2-8　乳腺异常结构的 MRI 影像实例——左乳腺恶性肿块(乳腺癌)

A. MRI 平扫图像;B. MRI 增强后的图像,病变形态不规则,呈不均匀强化,且边缘强化较明显

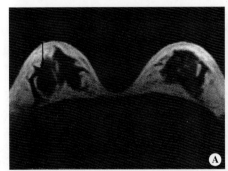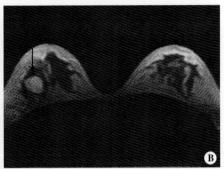

图 2-9　乳腺异常结构的 MRI 影像实例——右乳腺良性肿块(纤维腺瘤)

A. MRI 平扫;B. MRI 增强后的图像,病变轮廓清晰,强化方式由中心向外围扩散,呈离心样强化,边缘整齐

乳腺 MRI 的优势在于:

(1)评价乳腺 X 线和 B 超检查不能确诊的病变,尤其对浸润性癌的敏感度接近 100%(图 2-10,图 2-11);

(2)发现隐匿性乳腺癌;

(3)对乳腺癌术前分期更准确;

(4)用于保乳术后随访和新辅助化疗疗效评估;

(5)敏感性较高,可用于高危人群乳腺筛查;

(6)可引导穿刺活检。

乳腺 MRI 检查在临床并没有被广泛开展起来,主要有以下因素:

(1)昂贵的检查费用和烦琐的检查过程,使其不能被广泛接受;

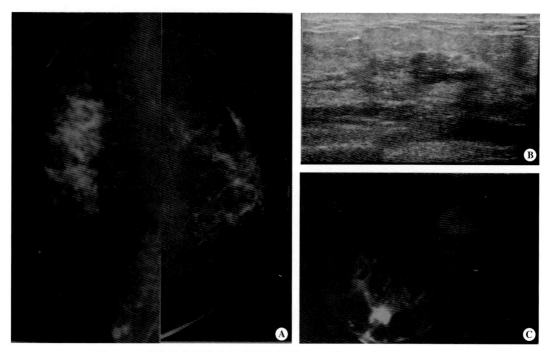

图 2-10　乳腺异常结构的各种影像实例——X 线、超声和 MRI 的比较

53 岁女性患者，左乳肿块 4 个月，病理诊断为左乳外下象限浸润性导管癌。A.X 线影像未见明显肿块；B. 超声影像提示左乳晕区不均质改变，BI-RADS：4a；C.MRI 影像可见左乳中央区异常信号肿块，增强后明显强化，病灶呈浅分叶，伴少许毛刺，病灶周围见片状及沿导管样强化。乳晕区及内侧皮肤不连续的局灶性强化改变，考虑乳腺癌，BI-RADS：4 类

（2）仍然存在 4% ～ 12% 的假阴性率；

（3）在高危女性筛查中，MRI 提示需复诊的恶性比率仅为 20% ～ 40%，也就是说 MRI 具有较高的假阳性率和较低的特异性；

（4）假阳性使患者活检率提高并带来精神压力，检查的临床适应证仍存在争议；

（5）临床数据不完善，使 MRI 在乳腺癌分期中的作用仍有争议。

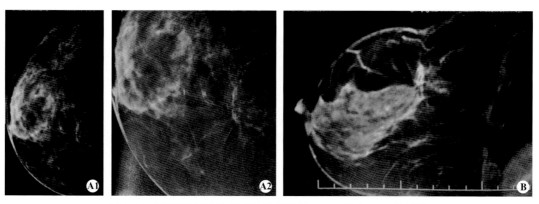

图 2-11　乳腺异常结构的各种影像实例——X 线和 MRI 的比较

50 岁女性，超声检查未见异常回声，双乳小叶增生；病理结果为右乳硬化性乳腺病。A1、A2.X 线图像发现右乳内上象限结构扭曲，恶性肿瘤可能，BI-RADS：4b；B.MRI 图像提示右乳内上象限星芒状强化灶，边界不清，内部强化不均匀，恶性可能，BI-RADS：4，建议穿刺活检

5 乳腺导管内镜

乳头溢液是乳腺疾病常见的一种症状，而以乳头溢液为首要症状者占乳腺疾病的 3%～13.7%，占良性乳腺病患者 10%～15%，占乳腺癌患者 2.5%～3%。对于这些患者哪些需要接受病变导管切除术以及手术时切口的设计，长期以来临床医生只能依靠常规乳腺体检、影像学检查以及乳头溢液细胞学涂片所提供的有限信息，再结合个人临床实践所积累的经验进行综合分析和选择。直到 1988 年乳腺导管内镜（breast duct endoscopy）（简称乳管镜）问世，这一领域才有了突破性进展。乳管镜主要包括镜头、光导纤维、高集成传像束等，配套器械包主要是用于取活检。

乳管镜具有直观、实时、灵活、便捷等特点，通过乳管镜我们可以直接观察溢液导管内部的结构形态和大体病理变化，了解病变的具体位置、距乳头开口的深度以及病变导管的方向，还可以通过冲洗液细胞学检查和可疑病变的活检获得更多的诊断依据。但是，乳管镜对于多发病灶和远端导管的检查很受限，并且有乳管破裂和局部感染等并发症。对于乳腺病变良恶性诊断，目前还没有统一的诊断标准，尚需大量临床数据完善[8]。

6 病理活检

乳腺活检是对乳腺临床或影像学异常具有确诊意义的检查手段。通常来说，非完全囊性的乳房病灶是活检的适应证。依据操作方法，活检可分为开放手术活检和穿刺活检。穿刺活检又可分为细胞病理学检查和组织病理学检查。前者主要是细针抽吸（fine needle aspiration，FNA）法，后者有空芯针活检（core needle biopsy，CNB）和真空辅助微创活检（vacuum-assisted biopsy，VAB）两种。临床医生根据不同类型病变以及临床需求等不同条件，可选择不同的乳腺活检方法。

细针抽吸（fine needle aspiration，FNA）的诊断报告通常描述为：良性、恶性可能和穿刺无诊断意义这三种。由于是细胞学水平诊断方法，不能获得病灶的组织学结构，所以 FNA 不能明确诊断病灶为浸润性癌或是原位癌。细针抽吸操作简单、安全，易被患者接受，费用小，对操作器械几乎没有特别要求，而且可应用于几乎所有乳腺疾病患者。其唯一的要求是经验丰富的穿刺人员和细胞病理学医生。如果穿刺部位准确，组织量足够，其诊断的准确性很高。但由于影响因素众多，其准确性波动较大，敏感性波动于 65%～98%，特异性差别更大，为 34%～100%。

空芯针活检（CNB）是通过活检针外套管的快速机械弹射切割而获得组织条标本。较大可疑病灶可徒手完成，较小或触诊不清的乳腺病灶需在超声或 X 线定位引导下进行，X 线立体定位空芯针活检的敏感度可达 93%～100%。空芯针腔隙粗，明显可获得更多的组织，这样就可以区分浸润性癌和原位癌。一般情况下，其所获得的组织量足够病理科医师作出组织病理学诊断。由于 CNB 对操作者经验和手法要求不高，而且属于组织病理学诊断报告，因此在临床工作中其作为病理学首选，尤其对于原发灶的活检。与 FNA 比较，CNB 的缺点是需要超声或乳腺 X 线定位设备，也需要专用弹射器械及弹射针，费用较昂贵，操作时间也较长。而与开放手术活检相比，空芯针活检并未完全切除病灶，获得的标本量少且不全面，不能完全反映病灶的全部病理学特征，可导致诊断的低估。特别是小体积病灶会出现穿不到的情况，导致假阴性病理结果。因此，CNB 往往要求临床操作者反复多次穿刺，避免漏诊。

真空辅助微创活检（VAB）是从 20 世纪 90 年代开始发展起来的一项新技术，目前已广泛应用于乳腺可疑疾病的病理组织学活检，其应用价值也已得到较一致认可。VAB 一般都在乳腺 X 线立体定位或超声引导下完成。与空芯针活检不同，真空辅助微创活检只需一次进针，通过垂直负压吸取待检组织或其附近组织进行旋切活检，然后再通过平行负压吸出标本，这样获得的标本量是空芯针的 2.5 ~ 6 倍。与手术活检相比，真空辅助微创活检几乎不影响乳房外观，且能保证其结果准确性。另外，VAB 对最大径 3cm 以下的良性肿瘤以及 CBE（外科触诊）不能触及的但乳腺 X 线发现的病灶可做到完全切除，避免开放手术带来的副损伤。真空辅助乳腺微创活检的缺点有并发症局部血肿，也有报道肿瘤细胞种植在针道从而导致乳腺癌快速扩散的案例，这一点在现有的肿瘤治疗指南中也有建议。

开放手术活检已有超过百年的历史，是最传统、最经典、最准确、最直接地获得组织病理学诊断的方法。通常情况下，CBE 可触及肿块是开放手术活检的适应证。随着影像学引导定位的发展，影像学定位（超声定位、X 线定位、磁共振定位）下的 CBE 不可触及肿块的开放手术活检也被广泛应用。

参 考 文 献

[1] 彭玉兰 . 乳腺高频超声图谱 . 北京：人民卫生出版社，2004

[2] 罗葆明，欧冰，智慧 . 乳腺超声弹性成像检查的影响因素及解决策略 . 中国医学科学院学报，2008，30（1）：112-115

[3] 罗净文，白静 . 超声弹性成像仿真的有限元分析 . 北京生物医学工程，2003，22（2）：99-103

[4] 吴祥德，董守义 . 乳腺疾病诊治 . 北京：人民卫生出版社，2009

[5] 刘佩芳，叶兆祥，吴恩惠 . 乳腺影像诊断必读 . 北京：人民军医出版社，2009：1，5-154

[6] Jay R. Harris，Marc E. Lippman，Monica Morrow，et al. Diseases of the Breast. 3 edition. Philadelphia：LWW，2006

[7] 沈镇宙，陆劲松，邵志敏 . 乳腺疾病综合诊断学——附精选病例特征分析 . 上海：上海科学技术出版社，（15）：338-339

[8] 吴祥德，董守义 . 乳腺疾病诊治 . 北京：人民卫生出版社，2009：1，124-132

第3章 乳腺触诊成像

1 触诊的悠久历史

公元前 1500 年的古埃及，已经有触诊用于检查人体内硬质肿块的记录；公元前 400 年的希波克拉底时代，触诊已经作为体检中的重要一项。公元前 400 年，战国时期的扁鹊与其"望、闻、问、切"四诊中的切诊，包括脉诊和按诊，本质上就是对人体体表一定部位的触诊（图 3-1）。尤其是脉诊，是中医四诊中的精华——用手指切按被检者的桡动脉处，根据被检者体表动脉搏动显现的部位、频率、强度、节律和脉波形态等因素组成的综合征象，来了解被检者所患病证的内在变化。

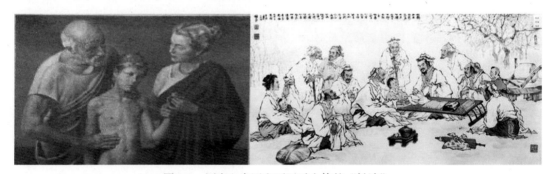

图 3-1　历史上中医和西医对人体的"触诊"

无论是中医的"望、闻、问、切"，还是西医的"望、触、叩、听"，都是基于光学、声学等物理学原理，综合利用人类的视觉、嗅觉、触压等感觉功能，实现疾病诊断的过程。

2 触诊在近代医疗中的重要性

近代医疗中的乳腺触诊（clinical breast exam，CBE）检查从 1894 年美国医生 Halsted（1852 年 9 月 23 日～1922 年 9 月 7 日）乳房根治切除术开始，至今没有重大变化。Barton 等对 6 个研究报告的数据分析表明，CBE 的敏感度为 54.1%，特异度为 94.0%。1986 年，Haagensen 评价了 2198 名由乳房 X 线确定的乳腺癌患者，发现 65% 的人在接受 BSE 或 CBE 中发现有乳腺结节肿块 [1]。这一研究结果与美国对 752 081 人进行的 CBE 筛查报告中 CBE 的敏感度 58.8%、特异性 93.4% 相似 [2]。肿瘤筛查中 CBE 的成本效用比乳房 X 线检查法要高 3.5 倍，印度妇女每年 2 次 CBE 检查节省的费用可达 522 美元。100 万妇女中，CBE 检出的乳腺癌比乳房 X 线检查仅少 34%，故从经济效能方面讲，CBE 可能是适合发展中国家的一种方法 [3]。

对肿瘤的诊断过程中，临床病理学是依据实体肿瘤的大小、外形、硬度、活动度进行评价的，加之经典的镜下检查和细胞、组织免疫化学，以及现代的基因评价手段而成为临床的最终诊断。但是，病理学最终需要大块的组织标本，即使是现代科技的快速发展，至少也需要循环中采集的细胞来进行分析，而限定了病理检查在筛查早诊中的作用。作为一种十分经济实用的方法，CBE 检查是利用组织弹性的原理，综合肿瘤的形状、大小、弹性、硬度、活动度等数据进行乳腺癌的无创性筛查手段。CBE 检查的前提是要利用训练有素的临床医生，实际地检查和触摸乳腺以发现异常，在早期阶段发现可触及的乳腺癌。美国癌症指南推荐 40 岁及其以上的妇女要一年做一次 CBE 检查，以期在无症状情况下早期发现乳腺癌。CBE 可能会发现一些乳房 X 线遗漏的乳腺癌，对于乳房 X 线未检出或未接受高质量乳房 X 线筛查的妇女，是一种重要的筛查工具。但是，由于医生经验的不同以及对触诊结果描述的差异，本来非常实用的临床触诊检查缺乏统一的规范标准——CBE 的操作、报告、文档资料通常是不一致的或非标准化的，而很难普及到最需要乳腺癌筛查的基层社区中，更难以适应互联网时代对电子病历的要求，如进行触诊筛查乳腺癌的标准化记录、前后检查结果和多中心结果的比较。因此，临床上迫切需要一种标准化组织弹性触诊成像手段。

有关乳腺癌的大量国内外资料显示，早期乳腺癌的治愈率可高达 97%，进展期后治愈率却只有 40% 左右，早发现、早诊断、早治疗是提高乳腺癌患者生存率及生活质量的关键 [4, 5]。作为乳腺癌二级预防的前提条件，筛查早诊体系的建立尤其重要，其中，建立一个各种无创性影像检查手段优势互补的筛查体系十分关键。在中国乳腺癌筛查模式的选择方面，建立起真正适合中国国情和人群特点，包括普通和高危人群，具有最佳效 - 价比的乳腺癌筛查指导体系和方案，从而有效降低筛查成本、提高筛查收益的意义极其重大。而经过实践验证后适合国情和国人乳腺组织特点的筛查体系才是最好的选择 [6]。

3 触诊标准化在乳腺癌筛查早诊体系中的紧迫性

现代医疗中 70% 以上的乳腺癌是由触诊检查发现的，可见触诊对乳腺癌筛查的巨大价值，但鉴于不同人触诊在记录形式、敏感度等方面的差异，诊断水平又特别依赖于检查者的经验等原因，本应该发挥巨大价值的触诊却没有发挥其应有的作用。

尽管临床乳腺触诊最为便捷实用，但因检查过程和记录难于标准化、检查结果主观性较强等问题，触诊也很难成为综合性医院、社区卫生服务机构和体检中心等各级机构乳腺筛查早诊体系中固定的检查手段，尤其不适应互联网＋时代的医疗服务需要。因此，迫切需要将乳腺触诊标准化，即对检查者的经验和技能要求不能苛刻，检查过程要规范统一，不同检查者的检查结果应高度一致。

构建完善的乳腺癌筛查早诊体系中，规范一致的随访记录和利于传输的电子病例是不可或缺的。只有将普通手触诊进行标准化，才能利用格式化的触诊成像结果，建立有利于前后对比的电子档案；使用可横向比较的触诊成像结果，建立乳腺健康大数据，进而有助于实施乳腺健康的分层管理和个性化健康指导。

4 触诊标准化——触诊成像技术的基本原理

随着科技的进步，尤其是微电子和传感器技术的快速发展，人类已经利用众多类型的传感器，综合集成电路、图像分析识别、数据分类器等多种技术，部分实现人工智能的触觉、视觉、听觉、嗅觉等功能。

触觉是人类感知接触、压觉、滑动等机械刺激的总称。狭义的触觉是指外界刺激轻轻接触皮肤触觉感受器所引起的肤觉。广义的触觉还包括增加压力使皮肤部分变形所引起的肤觉，即压觉，故一般统称为"触压觉"。人体感受触觉的感受器是触觉小体，又称 Meissner 小体（图 3-2），存在于皮肤真皮乳头内，但全身的分布不规则，一般指腹处最多，其次是头部，而小腿及背部最少，所以指腹的触觉最为敏感，而小腿及背部最为迟钝。触觉小体呈卵圆形，长轴与皮肤表面垂直，外包有结缔组织囊，小体内有许多横列的扁平细胞。有髓神经纤维进入小体时失去髓鞘，轴突分成细支盘绕在扁平细胞间。

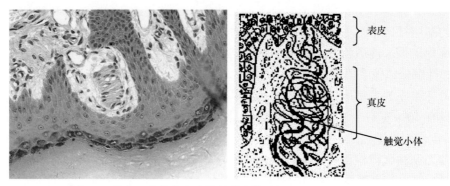

图 3-2 分布于人体真皮内的触觉小体（Meissner's corpuscle）

触觉的产生是生命进化过程中的重大事件。当多细胞的生命体变得越来越复杂的时候，生命体表面的一些细胞便开始拥有了特殊的功能。当外界的物体触及了它们，它们就立刻产生化学反应，并随之发生相应动作——在细胞体内，反应信号由一个分子传递给另一个分子，其中有些特定的分子产生了特定的化学反应链，由此而形成了特定的反应动作。生物感受本身，特别是体表机械接触的感觉，是由压力和牵引力作用于触觉感受器而引起的。当适宜刺激的外力持续作用或强力刺激达到比较深层的情况下，称之为压觉。若以神经放电的记录作明确区分时，对持续性刺激神经放电称之为压觉，而非持续性的少量放电称之为触觉，而且压觉的放电适应慢，触觉适应快。

触诊成像的基本原理：依据组织弹性的差异，模拟人类手指触压检查过程，就可以将"电子触觉小体"按需规律性地排列好，制备成"人造皮肤"来感知触压感觉。这种触压仿生技术，最初主要应用在机器人领域，随着技术的发展和应用的拓展，触压传感器及其构建的触压传感器矩阵，已经应用在医学领域，简单的如电子血压计、脉诊仪，复杂的如柔性再造皮肤、乳腺触诊成像诊断仪等。利用触诊成像诊断仪对人体器官内正常和异常组织进行鉴别是一种触诊仿生过程（图 3-3）。触诊仿生过程是利用物理学的应力 - 应变（Stress-Strain）原理实现的组织弹性成像的过程。简单地讲，就是在相同外力作用下，器官内某种组织弹性系数较大者，俗称较硬的，引起的应变就比较小；反之，弹性系数较小者，俗称较软的，相应的应变就比较大。换句话讲，即比较软的正常组织变形程度超过较硬的肿瘤组织。组织弹性成像就是利用肿瘤或其他病变与周围正常组织间弹性系数的不同，在相同的应力下产生应变大小的不同，载以彩色编码的形式显示病变组织的弹性大小，从而推断某些病变的可能性。这些病变组织可以是局灶性肿块，如乳腺肿瘤，也可能是弥散的组织硬化，如肝硬化。

➤ 触诊 ⟶ 定性评估组织弹性

➤ 组织弹性杨氏模量E⟶以同相位法向应力与法向应变之比，来定量评估组织弹性（kPa为单位）

应力（外界施加给人体组织的法向压力）

应变（法向压力带给人体组织的法向应变）

组织弹性杨氏模量 E= $\dfrac{应力}{应变}$ kPa

图3-3 依据组织弹性杨氏模量的差异原理进行乳腺仿生触诊成像

5 触诊标准化——触诊成像技术仿生触诊的实现过程和智能分析过程

5.1 人体组织发生病理学改变，尤其是恶性肿瘤的发生，一定伴随着组织硬度的不同程度变化，因而准确地量化组织硬度可以有效提高诊疗的准确性。目前，临床上反映组织硬度的基本技术是利用医生的双手进行的临床触诊。触诊这种经济且实用的诊断方法一般可检出比周围正常组织硬度高出 8～18 倍的 1cm² 大小的肿块。若要实现肿瘤早诊早治的效果，一定要提高触诊技术，使得可检出肿块的体积更小，组织弹性硬度差异分辨率更高。目前的组织弹性成像技术主要以超声和磁共振成像为基础[7, 8]，但都存在检测扫描时间过长、仪器设备造价昂贵、分辨率和敏感度欠佳、小肿瘤检出困难，对不同组织需要不同算法和因不同组织的异构性需要去除伪像等问题[9]。

5.2 1990 年以后，随着数字技术的引入、计算机容量和功能的提高，以及各种信号处理、图像处理和控制技术的应用，针对活体组织的组织弹性测量有了长足的发展，促成了很多新的测量技术和仪器的产生，其中部分先进技术已经开始用于临床[10, 11]。随着各种技术的发展，电阻式、电容式、电感式、谐振式、光电等[12-16]传感器的应用，使仪器的检测敏感度有了显著的进步，已经可以检出深度在 2cm、大小为 1cm 的乳腺肿块，肿块硬度为周围正常组织的 5～8 倍。使用电容式压力传感器矩阵，可检出深度在 1.7cm、大小为 0.6cm 的乳腺肿块，此肿块硬度为周围正常组织的 22 倍[17]。

5.3 触诊成像检测组织弹性所依据的胡克定理和杨氏弹性模量原理

根据胡克定理，弹性物体所受力的大小与其绝对形变量成正比，即 $F=k \cdot dl$，其中 k 为该物体弹性系数，dl 为绝对形变量。弹性物体的相对形变量（应变）与单位横截面积上所受的力，即应力，成正比，如 $E = \dfrac{\sigma}{\varepsilon} = \dfrac{\dfrac{F}{s}}{\dfrac{dl}{l}} = \dfrac{F \cdot l}{dl \cdot s}$，其中 E 为弹性材料的弹性模量。

弹性系数反映弹性体的抗形变能力，弹性模量反映组成弹性体的材料的抗形变能力。

根据以上两个式子，对于某个弹性体，其组成材料的弹性模量可以用其弹性系数、长度和受力截面积计算，如 $E=\dfrac{F\cdot l}{s\cdot dl}=k\dfrac{l}{s}$。根据以上关系可以推断，两个形状和大小相同的物体，因材料组成不同，可以通过比较弹性系数来比较二者材料的弹性模量。

以上胡克定理中的弹性模量是指材料的应力和应变的比值。而弹性系数是指物体所受力和形变量的比值。

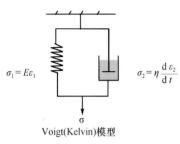

$\sigma_1=E\varepsilon_1$ $\sigma_2=\eta\dfrac{\mathrm{d}\varepsilon_2}{\mathrm{d}t}$

Voigt(Kelvin)模型

图 3-4 Kelvin 弹簧 - 黏壶模型

尽管在压力缓慢加载的情况下，其应力应变关系可以用弹性模型来近似描述，但是，对于非弹性体的生物软组织，更为严谨的应力应变关系可以用黏弹性模型来描述。黏弹性理论认为黏弹体可以理解为是弹性体与液体的混合物。在黏弹体发生应变的时候，其中的弹性部分承担静态的应力，而液体部分不承担静态的应力。其中最简单的黏弹性模型有 Maxwell 和 Kelvin 模型。图 3-4 为 Kelvin 弹簧 - 黏壶模型。

应力应变关系可以表示为
$$\begin{cases}\varepsilon(t)=\dfrac{\sigma_0}{E}(1-\mathrm{e}^{-t/\tau})\\[2mm]\sigma=E\varepsilon+\eta\dfrac{\mathrm{d}\varepsilon}{\mathrm{d}t}\end{cases}$$

根据上式，当应变对时间的导数不为零的时候，液体部分由于存在微观摩擦，出现黏滞性，而承担动态的应力，当黏弹性体的应变不随时间变化时，其应力应变关系与弹性体相同。因此，当一个静态的压力缓慢加载在生物软组织上时，其应变 - 应力关系仍然可以用胡克弹性定理近似描述。

5.4 压力传感器阵列实现仿生触诊的过程

将超敏感的电容式压力传感器规律性地紧密排列构成传感器阵列，以此传感器阵列结合信息采集装置构建成模拟手指的触诊探头（图 3-5，图 3-6）。

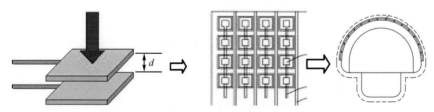

图 3-5 电容式压力传感器阵列构建的触诊探头

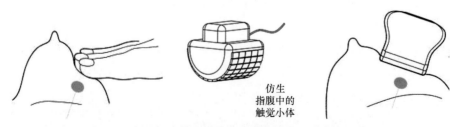

仿生
指腹中的
触觉小体

图 3-6 触诊探头模拟皮肤中分布的触觉小体进行触诊

将正常组织和癌变组织近似为弹性系数不同的弹性体，通过比较它们的弹性系数来推测组成材料的弹性模量，从而区分不同组织。图 3-7 近似描述了一个压力缓慢加载的微观过程。在压力方向上，将不同硬度的生物软组织近似为弹性系数不同的弹性体的串联，并且忽略组织间的剪切应力。公式中的 k 为弹性系数。可以理解为正常的软组织近似为弹性系数较小的弹性体，癌变组织近似为弹性系数较大的弹性体。如图 3-7 所示：A1、A2、A3 均为正常组织，A4 为癌变组织，A1、A3 材料、形状相同，弹性系数也相同，表示为 k_0；A2、A4 形状相同，但是组成材料不同，A2 弹性系数小于 A4，分别表示为 k_1、k_2，且 $k_1 < k_2$。则有

$$F_1 = K_1 dl = dl \frac{k_0 k_1}{k_0 + k_1}$$

$$F_2 = K_2 dl = dl \frac{k_0 k_2}{k_0 + k_2}$$

$$\frac{F_1}{F_2} = \frac{k_0 k_1 + k_1 k_2}{k_0 k_2 + k_1 k_2} < 1$$

根据以上关系，探头表面局部压力 F 随着硬核夹杂物的弹性系数 k 增大而增大，也随着它们的组成材料的弹性模量增大而增大。因此，探头表面的应力分布反映出软组织的材料的弹性分布。

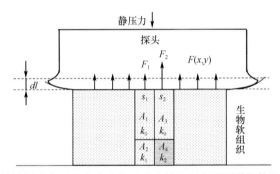

图 3-7　触诊探头表面的应力分布反映出软组织中不同弹性体的弹性分布

电容式压力传感器单元作为触觉小体 ，每个平板电容

器的电容量可以表示为 $C_0 = \dfrac{S}{3.6\pi d_0}$。当板间极距发生微小变化时，会引起电容量的变化

$$C_0 + \Delta C = \frac{S}{3.6\pi(d_0 - \Delta d)} = \frac{S}{3.6\pi d_0(1 - \frac{\Delta d}{d_0})} = C_0 \frac{1}{1 - \frac{\Delta d}{d_0}}$$

电容的相对变化量可以表示为极距相对变化量的函数 $\dfrac{\Delta c}{C_0} = \dfrac{\frac{\Delta d}{d_0}}{1 - \frac{\Delta d}{d_0}} = \dfrac{\Delta d}{d_0}\left(1 - \dfrac{\Delta d}{d_0}\right)^{-1}$

用泰勒级数展开上式 $\dfrac{\Delta c}{C_0} = \dfrac{\Delta d}{d_0}\left[1 + \dfrac{\Delta d}{d_0} + \left(\dfrac{\Delta d}{d_0}\right)^2 + \left(\dfrac{\Delta d}{d}\right)^3 + \cdots\right]$，忽略高阶小量，电容相对变化量近似等于极距相对变化量，$\dfrac{\Delta c}{C_0} \approx \dfrac{\Delta d}{d_0}$。

探头内每一个传感器都像手指皮肤中的触觉小体，当探头触压局部组织时，每个压力传感器通过极距的变化来感知不同组织的组织弹性差异，每个压力传感器收集不同电信号，通过计算机的分析而构建出异常组织，如肿瘤的硬度、大小、形状、均质性、活动度等信息。

仿生触诊实现的工作原理见图 3-8。

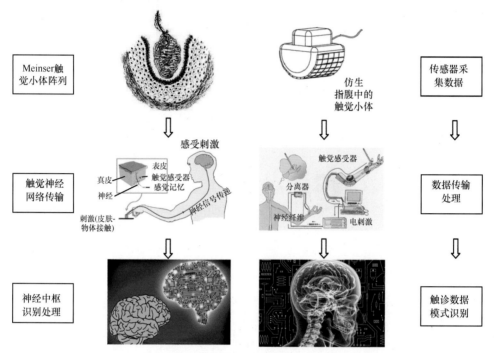

图 3-8　仿生触诊实现的工作原理

综上，仿生触诊进行乳腺成像诊断需要硬件和软件构建的系统共同完成（表 3-1）。其中，硬件部分主要完成触诊数据的检测和采集功能，其核心部件是压力传感器阵列构建的探头。下位机内的软件和电路主要完成触诊数据的控制和传输功能，其主要部件有电容数字转换集成芯片、微处理器、多路开关、外设接口模块和电源等。上位机软件主要完成触诊数字数据的成像分析。

5.5　仿生触诊的发展方向

仿生触诊实现"人工皮肤"是各种压力传感器开发的重要发展方向，尤其是高度稳定、高度灵敏的柔性传感器。以仿生"触觉小体"的电容式压力传感器为例，依据其工作原理，提高电容式传感器敏感度的技术出发点，无外乎是增大极板面积，缩小极板间距，增加极板间材料的介电常数。临床触诊诊断的实际要求显示：要提高电容式压力传感器仿生人类皮肤"触觉小体"的灵敏度是不能通过增大极板面积来实现的。相反，要增加人类皮肤"触觉小体"对微小组织病变的分辨率，需要不断缩小极板的面积。因此，仿生触诊成像过程中，缩小极板间距变化值和增加极板间材料的介电常数是增加电容式压力传感器灵敏度的两个途径。但鉴于缩小极板间距变化值的极限要求，努力提高介电常数是更好的途径，也是生物医学工程领域中电容式压力传感器的研发重点。"人工皮肤"的另一发展方向是，除了基本的法向力之外，还要灵敏地检测到切向力，并综合反映被检组织的活动度。

表 3-1　电容式压力传感器阵列实现触诊成像的过程

单元	结构				功能	原理和应用方案
数据检测采集	探头	行列式	传感器阵列	总线式	压力信号采集	因被检组织的硬度不同，施加适当压力后，压力传感器阵列各行、列的电容式传感器的极距变化差异而引发电容量的差异
数据控制传输	下位机	PCap			电容数字转换集成芯片	将某一传感器的电容与参考电容连接到同一放电电阻上，组成一个低通滤波系统的控制器 FPGA 控制 EZ-USB 单片机（配置为 slave-FIFO 模式），将所有传感器扫描完成后的一帧数据，以 15 帧 / 秒的采样速度通过 USB 传递给上位机
		FPGA 控制多路开关			通过 SPI 通讯控制 PCap 芯片检测传感器阵列行、列各点的电容值	
		EZ-USB 单片机			将各个传感器数据逐一传输至 EZ-USB 单片机，并在此保存至寄存器	
数据分析处理	上位机	图像平滑			利用低通滤波，使低频信号通过，高频噪声信号滤除	1. 边缘光滑滤波 2. 邻域内高斯平滑滤波
		图像校正			减除传感器阵列的几何误差和背景噪声	最小二乘曲面拟合法（曲面方程阶数高，则拟合程度高，但计算复杂度也高）
		图像分割			准确提取可疑的肿块图像	1. 最大类间方差法 2. 像素邻域评级法
		图像插值			解决阵列点阵少，图像分辨率低的问题	双线性插值算法

在增加介电常数的探索过程中，利用渗流效应（当导电粒子达到渗流阈值时，会发生绝缘体向导体的转变，在无限接近渗流阈值之前，理论的介电常数可以无限大）来提高极板间材料的介电常数是常见的方法之一。鉴于相同频率下，电容器的介质损耗决定了电容器的发热性。在保证电容式压力传感器较高介电常数的基础上，还应尽量降低介质的损耗。近年来，高介电常数和低介电损耗的高分子复合材料是行业的热点研究问题[18]，同样，柔性聚合物材料的研发中，对良好的压电和热电效应都要关注。保持在宽频谱和较宽温度范围内介电常数和介电损耗变化不大，即频率和温度对介电常数和介电损耗有较低的影响。当然，除了电容式压力传感器外，其他类型能够满足触诊成像诊断要求的传感器，都可以应用于触诊诊断。

综上，仿生触诊检查过程中，压力传感器矩阵要实现触诊成像诊断，首先需要压力传感器本身具备超敏感、高密度和低压程的特性，还需优化原始数据采集和数据分析处理的过程，最终实现具有人工智能的触诊诊断。

6 仿生触诊成像是组织弹性成像的重要技术

6.1　当前临床应用的组织弹性检查技术
主要有机械组织弹性成像和超声组织弹性成像。

尽管机械组织弹性成像和超声组织弹性成像都是借助组织弹性的差异来检测组织的硬度，但各自的方法、过程和优势应用领域有所不同，如针对体内脏器，利用超声作为应力源，实施超声组织弹性成像技术，又称超声触诊，是很好的选择；而针对人手可触及的器官，直接施加压力作为应力源，来检测组织应变量的机械触诊成像技术，又称仿生触诊，是简单高效的方法[19-22]，两种组织弹性成像的对比见表 3-2：

表 3-2　机械组织弹性成像和超声组织弹性成像的比较

	机械组织弹性成像（仿生触诊）	超声组织弹性成像（超声触诊）
能量来源	施加机械压力	外加高频超声
检查过程	均匀施压后，匀速滑动探头，检测探头下区域内的组织弹性的异常，耗时 5 分钟	施压或不施压后，操纵探头至相互垂直的两个方向，并摆动探头尾部，检测探头下区域内的组织弹性的异常，耗时 20 分钟以上
成像过程	检出异常组织与周边异常组织的组织弹性（硬度）的差异，并以相对硬度高效地展示出来	高强度超声波聚焦于体内产生的辐射力引起剪切波在体内的传播，通过测量组织纵向位移，从而算出剪切模量——剪切模量越大，组织越硬，据此剪切模量分布图来定性、定量判断组织的硬度
成像软件	算法简单，组织异质性的影响小	算法复杂，要排除组织异质性的影响
优势领域	手可触及的组织器官	体内组织器官

6.2　组织弹性成像的发展

自 1991 年美国 Texas 医学院放射影像专家 J. Ophir 等[23] 最早提出"弹性成像"的概念，该技术经历了从定性到定量的发展历程。超声弹性成像（elastography）一词最初出自静态 / 准静态压缩的超声弹性成像，狭义的弹性成像就仅指这种成像方式，其基本原理为对某一组织施加一个内部（包括自身的）或外部的、动态或静态 / 准静态的激励：在弹性力学、生物力学等物理条件下，组织将产生一个响应。例如位移、应变与速度的分布：弹性模量较大的组织，应变较小，或者振动的幅度和速度较小：利用超声成像或磁共振成像等方法，结合数字信号处理或者数字图像技术，可估计出组织内部的位移、应变等参数，从而间接或直接反映其弹性模量等力学属性的差异（图 3-9，图 3-10）。20 世纪 90 年代

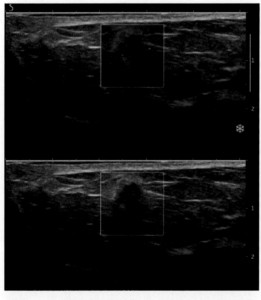

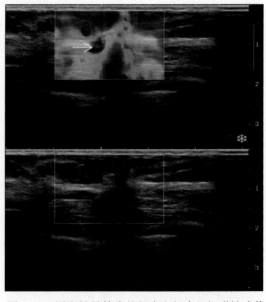

图 3-9　良性纤维腺瘤的超声和超声组织弹性成像
图像提示，超声检查灰阶图像中的良性纤维腺瘤肿块，其组织弹性均值为 32kPa

图 3-10　浸润性导管癌的超声和超声组织弹性成像
图像提示，浸润性导管癌周边组织的硬度更大，箭头提示处

后期，美国 Artann Lab 的 A. Sarvazyan 和哈佛大学工程和应用科学研究所的 Wellman 最先将触诊组织弹性，这种机械组织弹性成像技术，用于医学研究和诊断[24]。1998 年美国 Baylor 医学院 T. A. Krouskop 等[25] 报道乳腺正常和病变组织的组织弹性系数越大表示组织的硬度越大，弹性系数从大到小依次为浸润性癌、非浸润性癌、乳腺纤维组织、乳腺腺体和脂肪组织（图 3-11）。因此可通过检查乳腺组织弹性模量的差异而诊断乳腺肿瘤，如英国学者使用超声组织弹性区别良恶性乳腺肿瘤的 cut-off 值为 50kPa[26]。

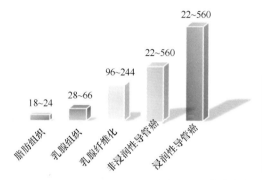

器官/软组织类型		杨氏弹性模量E(kPa)
乳房	正常脂肪	18~24
	正常乳腺腺体组织	28~66
	纤维组织	96~244
	乳腺癌	22~560

图 3-11　乳腺中各种组织的杨氏弹性模量

由图 3-11 可见：乳腺组织内各种组织的杨氏弹性模量由低到高依次为脂肪组织、乳腺腺体、乳腺纤维组织、非浸润性癌、浸润性癌。

6.3　超声组织弹性成像的发展

1998 年 Artan Lab 的 A. P. Sarvazyan 等[27] 提出剪切波弹性成像技术，即利用高强度超声聚焦于体内产生的辐射力，引起剪切波，通过测量组织的纵向位移，从而算出剪切模量的方法，是目前动态弹性成像方法的源头技术。Artan Lab 将剪切波弹性成像技术转让给法国声科公司（SuperSonic Imagine）后，经过声科公司的研发改进，该技术已从最初的一维瞬时性超声弹性成像，经过用声辐射脉冲的二维瞬时弹性成像，发展到目前实时定量的超声剪切弹性成像（supersonic shear imaging，SSI）和产品[28]。这一技术的应用期间还经历不断的开发完善，但还是有很多不尽满意的地方，如超声瞬时弹性成像技术的弹性特征参数感兴趣区域的弹性均值，但采用的瞬时性检测技术是一种一维成像技术，虽然可以给出定量的组织平均弹性模量值，但是无法扩展到二维弹性成像来获取组织弹性分布信息，一般只适用于检测弥散性病变[29, 30]。超声实时弹性成像技术的弹性图像分布特征，虽然给出了临床诊断应用最广泛的弹性特征，但实时弹性成像技术是一种准静态压缩弹性成像技术，只能给出相对的位移 / 应变图，无法给出组织局部硬度的具体数值[31]。基于超声实时弹性成像技术的弹性特征应变率比值，是近期提出的新的弹性特征，是从定性的二维位移 / 应变图中提取的，虽然比单纯的弹性分布特征能更客观定量地反映病灶的硬度变化程度，但是该特征同样无法进行不同病灶之间的横向比较，例如肝硬化基础上的肝脏恶性占位性病变与肝脏良性占位性病变得到的应变率比值区间存在一定的重叠，只依靠应变率比值识别容易造成误诊[32, 33]。尽管剪切波超声弹性成像和声辐射力弹性成像的应用目前尚处于起步阶段，也遇到了技术上的难题，如剪切波的识别和追踪技术目前尚有缺陷[34]，同时，鉴于组织异质性对超声组织弹性的影响较大，数据分析数量巨大，为了提高定量分析能力，减少检查者主观影响，各国的研究机构和医疗器械公司对超声弹性成像技术做出了大量改进工作。2015 年 5 月，世界超声医学与生物工程联合会（WFUMB）发布了超声弹性成像技术临床应用指南及建议，其乳腺篇对超声弹性成像技术做了较为客观的综述和评价，称其为超声诊断发展历史上最重要的新技术之一[35]。组织弹性成像对诊断最有帮助的就是肿物的最大硬度值——E_{max} 或者 5 级颜色评估。可依据组织弹性成像阈值的积极型和保守型两套修正原则，来辅助 BI-RADS 分类中可疑恶性（4 类）的分类。

6.4 超声组织弹性成像技术的比较

超声弹性成像是利用生物组织的弹性信息帮助疾病的诊断。其基本原理为：根据各种不同组织（正常及病变组织）的弹性模量不同，在加外力或交变振动后其应变亦不同。收集被测体某时间段内的各个片段信号，用自相关法综合分析（combined autocorrelation method，CAM），再以灰阶或彩色编码成像。

因组织激励方式的不同，超声弹性成像主要包括静态 / 准静态压缩的弹性成像、血管弹性成像、心肌弹性成像、低频振动激励的声弹性成像、基于脉冲激励和超快速超声成像系统的瞬时弹性成像或者脉冲弹性成像、声辐射力激励的声辐射力脉冲成像、辐射力成像、剪切波弹性成像和超音剪切成像、利用超声激励的声发射技术的振动声成像和简谐运动成像等。各种超声组织弹性成像技术的比较见表 3-3。

表 3-3 超声组织弹性成像技术的比较

	静态超声弹性	动态超声弹性（因声激励方法不同，分为三亚类）		
基本原理	外部手动加压的方法来获取静态条件下的应变图。比较手动加压过程中感兴趣区内病变组织与周围正常组织之间的弹性（即硬度）差异，从而定性地了解组织的硬度差异，根据这一差异诊断组织的病理状况	1. 外加低频振源引发组织运动，再用常规的超声探头检测组织的纵向位移和横向位移，位移幅度越大，表明组织越软，图像灰度越亮，从而获取组织的弹性信息	2. 利用聚焦于体内的超声波束引起组织的运动，由于声波在组织内的扩散和反射引起了动力传输，从而产生了体积（volumic）辐射力，这个力将在组织内产生横向传播的剪切波，剪切波传播速度（1 ～ 10m/s）与组织的弹性有关 这种基于超声波辐射力的方法最早由 Sugimoto 研究小组提出	3. 超声激发振动声谱成像技术，后来被称为振动声成像
应用代表		剪切波弹性成像（Shear Save Based Elastography，SWEI）	声辐射力脉冲成像（Acoustic Radiation Force Impulse Imaging） / 超声剪切成像（Supersonic Shear Imaging）	超声激发振动声成像（Ultrasonic Vibro-acoustography）
研发代表	Ophir 于 1991	Sarvazyan 于 1998	Nightingale / J. Bercoff	Greenleaf 于 1998

	静态超声弹性	动态超声弹性（因声激励方法不同，分为三亚类）			
原理特点	以彩色超声成像仪为基础设备。在设备内部设置可调的弹性成像感兴趣区（ROI），比较手动加压过程中感兴趣区内病变组织与周围正常组织之间的弹性（即硬度）差异，从而定性地了解组织的硬度差异，根据这一差异诊断组织的病理状况 人为因素影响较多，产生的应变与位移，可因施加压力的大小不同而不同，也可因压、放的频率快慢而不同。 对成像的深度和位置都会有限制，只能提供定性的弹性信息，重复性差 应力的施加频率较低，在 1 ～ 10Hz 范围，施加的应力缓慢，组织的应变率较低，可认为整个过程中的组织处于静平衡状态	此法需要使用两个器件（低频振源和检测探头），因而在实际操作中不实用，存在方向局限，剪切波无法传播到的组织无法测量问题	聚焦于体内的高强度超声波产生的辐射力引起剪切波在体内的传播，通过采用相关的方法测量组织纵向位移，从而算出剪切模量，这种方法是后来出现的动态成像方法的源头，主要检测纵向位移。剪切模量越大，组织越硬。因此根据组织的剪切模量分布图可以定性地判断组织的硬度或弹性	此法与普通 B 超共用同一探头，采用与多普勒血流检测同样的射频脉冲重复频率，检测超声聚焦区域的组织纵向位移，采用实时获取数据，离线处理的技术，不能实时跟踪组织 T 运动的情况。西门子 ACUSON S2000 系统采用的 ARFI 技术，提供了定性的 VTI 图像和定量的点 VTQ，即实现了定性的组织纵向位移图像和定量的小区域平均剪切波速度显示声辐射力冲击成像，系将 500Hz 的低频剪切波传播、接收与处理后，获得组织的弹性成像图	在声激励过程中，通过控制换能器阵列的聚焦位置，使焦点以高于剪切波的速度移动，则会在组织中形成剪切波的冲击波。在均匀组织中，冲击波在成像平面上的交线为直线。冲击波在组织体中的传播，实现了"超声远触"功能。此技术能在组织体积较大范围内定量评估由超声辐射力引起的剪切波，因为采用了超快速成像的方法，故可提供实时局部弹性信息成像，同时因为采集的数据是局部的非聚焦区剪切波的运动，边界对它的影响很小，因而可以提供定量弹性成像	此法仍难以在在体组织上实现。目前仍处于实验研究阶段
性能	定性		定性	定性	可定量	

7 乳腺癌组织弹性成像影像学筛查诊断的发展方向

大道从简普及化——第一个发展方向是基于仿生触诊组织弹性和三维成像，这样可以极大地简便操作、易于普及、惠及大众。仿生触诊组织弹性成像只需要施加外力而无需外加的超声波，即可识别病变组织与其周围正常组织的差异，非常适合体表和手指可触及部分的组织病变检测，尤其是实体性肿块，因为只要检测出实体肿瘤与周边正常组织的组织弹性差异即可。与人类使用了几千年的触诊原理高度相似——只要能触及感知的差异，即可获得诊断信息。因为无需外加超声的声辐射能量源，也就没有了超声的热效应问题。另外，仿生触诊组织弹性成像的探头结构既可设计得非常精巧，如制备成柔性化手套式，对数据的分析难度又无需很复杂，对组织的均质性要求也不需要很高。特别适合于表浅和可触及器官组织的组织弹性的检测和实体肿瘤的诊断，如中国医学科学院肿瘤医院宋颖、周纯武等对乳腺触诊成像的研究显示：对于不同腺体类型的乳房，触诊成像鉴别良恶性病灶的敏感度和特异度变化不大，而且特异度高于 X 线及超声 [36]。

高度复杂专业化——第二个发展方向是将组织弹性成像技术整合到超声或磁共振检测技术中。如利用广泛应用的超声波，将能量发送到肝脏、肾脏等人体深处组织，通过超声波遇到病变组织所衍生的剪切波差异，形成超声触诊组织弹性成像，来检出组织病变。这种超声触诊组织弹性成像十分适合人体深处的组织，尤其是待检组织均质性很好的肝脏、脾脏，如用于肝硬化的检测。在超声或磁共振基础上整合组织弹性技术过程中，对于组织异质性明显的组织，组织弹性成像的算法和采集电路的修正等问题就格外突出 [37-40]。比如，若要捕获剪切波，超声波扫描仪需要大于 1000 张 / 秒的速度，而为了达到这种速度，必将修正现有图像所牺牲的显示质量，同时，要解释这些声波，就需要更高的计算能力。若要组织弹性仿真更接近真实情况，应该在考虑生物组织黏弹性的基础上，优化组织模型，利用微小应变压缩法实现对离体组织的弹性分布成像。若需了解不同压缩量情况下组织的位移，就需要采用不同运动估计方法及相应的消除去相关（decorrelation）影响的方法，以便抑制横向位移带来的去相关影响。对那些硬度较大的良性病变和硬度较小的恶性病变，要提高诊断准确性还需要基于大数据的算法改进。

集成发展多功能化——第三个发展方向是将触诊组织弹性与超声诊治应用的融合。对于可触及的动物组织异常，触诊检查是最经济而有效的方法。若能将超声深度探测能力以及鉴别囊、实性能力整合到电子触诊检查中，将极大提高鉴别乳腺肿瘤性质的能力。随着微电子和微加工技术的提高，电容式微机械超声换能器（CMUT）的技术发展迅速，在传统硅材料 CMUT 的基础上 [41]，还逐渐发展出柔性 CMUT 技术 [42]，超声引导融合射频消融的 CMUT 应用 [43]，触诊融合超声技术或触诊融合超声的临床诊治应用，将极大扩展触诊技术的应用价值。

综上，乳腺癌组织弹性成像诊断的发展目标首先是通过外围触诊成像诊断分析仪尽可能以最高的敏感度发现微小的肿块 [44]，再以最简便的操作和最容易的识别惠及更广大的被检人群；最后通过云端辅助诊断系统，在提高良恶性分类正确率的基础上，以最快的分类诊断时间，将乳腺肿块分为两大类别：进入病理检查或临床随访。然而，人体组织病变发展的复杂性决定了，单纯依靠组织弹性成像，不能解决所有乳腺癌的诊断，如有些特殊生长方式的乳腺癌，其组织均一性较好且柔软，比如老年病例中常见的黏液癌和低分化癌，与周围组织硬度相似，没有形成组织弹性硬度的变化，故单独使用组织弹性检测很难观察到这些变化。

8 乳腺触诊成像技术的发展趋势——基于互联网大数据的智能诊断系统

随着大数据和智能分析时代的到来，医学数据的分享和分析，已经为智能医学诊断铺平了道路。因为基于计算机的健康记录，如电子病历、健康卡，已经替代传统手写病历，大大提高了医生的工作效率，实现了健康信息存储、管理、分析的全面云端化。但由于医学诊断的不确定性很大，给准确的诊断决策增加了不小的难度。随着临床医学专业的不断细分，各专科医生的关注面和知识面越来越窄，但对病人各方面情况进行综合分析才能更好地进行准确诊断，故通过人工智能软件，对多因素进行综合分析诊断是必然趋势。当然，数据融合智能化还在不断地发展过程中，如在乳腺动态超声组织弹性的生物力学基础研究中发现：体外测量得到的弹性模量和动态弹性超声获得的弹性模量仅呈轻度相关，即超声仪器对人体内剪切波的识别和速度测量存在技术上的不足[45]。如在乳腺肿瘤诊断中采用连续特征离散化的 New-Chi2 算法，通过均匀选取类样本的支持向量机（T-SVM）分类方法，对乳腺肿瘤的数据信息进行数据离散化预处理而获得的分类预测率达到 99.27%，取得了高于传统支持向量机的分类学习精度，可更准确地识别出肿瘤是良性还是恶性[46]。采用人工免疫算法进行特征筛选及优化选择支持向量机的参数方法有效提高了乳腺肿瘤良恶性判断的正确率，对乳腺恶性肿瘤的敏感性指标为 97.78%；良性肿瘤的敏感性指标为 93.33%；恶性肿瘤的预测指标为 91.67%；良性肿瘤的预测指标为 98.25%，此分类结果说明了采用群智能优化算法可有效提高超声乳腺肿瘤图像的识别率和识别效率[47]。神经网络的 BP 算法与决策树中的 C4.5 算法都能对乳腺癌类型作出诊断预测，但评估中发现 BP 分类器的性能优于 C4.5 分类器[48]。为满足对肿块特征分析的普适性和鲁棒性要求，就需要将诸多特征融合来训练分类器，同时在大数据基础上，测试评价不同分类算法及融合算法识别肿块良恶性的性能，如 LDA（线性判别分析）+KNN（K最邻近结点算法），RF（随机森林）算法和 SVM（支持向量机），与单一算法的差异，为形成高精度的乳腺癌肿块异常区域检测和良恶性识别算法提供坚实的基础[49]。

针对乳腺实体肿瘤，若以触诊成像系统所收集的组织硬度、肿块的大小、形状等标准化数据并入乳腺健康大数据，并进行共享比对，将大大提高乳腺肿瘤诊断的效率和准确性。作为临床的最终诊断，病理学对肿瘤大体诊断和鉴别的重要因素是肿块的大小、外形、硬度、均质性及在组织中的活动度。有鉴于此，在分析研究决策树、Bayesian、神经网络、基于关联规则的分类、基于数据库技术的分类等多种算法的基础上，以触诊成像所展现的 2D、3D 图像所展示的肿块硬度、大小、横截面积、形状、活动度、均质性等作为重要数据，编制乳腺肿块诊断及分型算法，需要大规模临床实验的验证，这也是科技部数字诊疗设备研究课题重点支持的方向。

实现乳腺触诊成像智能诊断系统的基础是建立乳腺健康档案共享平台，实现跨医院、跨地区的触诊检查结果共享比对，示范图像选择和比对。通过触诊成像智能诊断系统实现触诊成像大数据平台共享，减轻医护和被检者的负担，优化医疗服务资源配置。

借鉴乳腺钼靶 X 线辅助诊断分析系统的经验，在比对大量数据的基础上，选择分析肿块外形和边缘这些数据十分重要[50]。乳腺触诊成像智能诊断系统在外围触诊成像设备收集的肿块外形、边缘的基础数据之外，还将鉴别肿瘤更重要的硬度、均质性、活动度等数据汇集在 2D 和 3D 图像中。触诊成像智能诊断系统通过自学习算法的设计，优化分配各因变量的权重，整合多种算法分析的优势进行智能诊断，可大大提高乳腺癌筛查诊断的效率和准确率。

理想的乳腺触诊成像智能诊断系统是利用适合触诊成像数据的各种高效准确的算法，以优化稳定的数据分类系统架构，综合多分类器的各自优势，融合构建的自适应性分类模型。该融合分类模型如果可以在各种操作系统上可平滑移植，并支持各种异质数据源的输入，将更加理想。乳腺触诊成像诊断分析仪提供的每条记录中包含有 12 个肿块特征属性和 2 个诊断类属性。通过对训练集进行学习，可以得到一个智能诊断模型。该模型将肿块的形态、硬度、大小、边际、活动度、浸润性、瘤体内部均质态等肿块特征属性，映射到肿瘤 2 个诊断类属性上，即可给

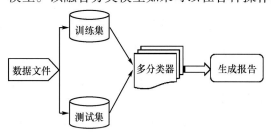

图 3-12　乳腺触诊成像智能诊断模型设计

出"良性"还是"恶性"的预测。该智能诊断模型的基本结构如图 3-12 所示：将 12 个肿块特征属性数据分成训练集与测试集，利用测试集对训练进行验证，通过机器学习手段，得到一个组合分类模型，然后形成肿瘤分类评估报告。

乳腺肿瘤模式识别是个典型的非线性问题，用传统的线性模型来解决有一定的困难，而且识别率不高，所以神经网络和模糊系统等非线性模型是解决乳腺肿瘤模式识别问题的首选。乳腺融合分类模型选用的融合机制及其中的基本分类技术如下：组合多分类器由系统输入、单分类器设计、组合结构和融合规则四部分组成。鉴于当前提高分类精确度的主要技术手段是组合分类技术，即通过分类器组合，融合多个分类器的分类结果给出最终的判断。优化分类器组合可以综合不同分类器所得到的信息，避免单一分类器存在的片面性，同时要选择对触诊成像数据差异化较大的分类器，互补各分类器的优缺点，以达到更好的分类效果。

理想的分类器组合在对测试实例进行分类时，要保证不同分类器的结果独立且不相同，以确保即使单一分类器做出错误的分类，其他的分类器也会纠正这个错误，进而提高分类器的分类性能。通过单一分类器和组合分类器的性能指标比对，乳腺触诊成像智能诊断系统选择的决策树、神经网络与 SVM 技术的融合（图 3-13），达到了很好的诊断准确率、召回率以及适应移动互联诊断的反应时间。

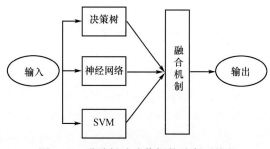

图 3-13　乳腺触诊成像智能诊断系统的分类器组合设计

（1）决策树是一种结构简单、搜索效

率高的分类器，它帮助人们把一个复杂的多类别问题转变为若干简单的分类来解决。决策树模型，也称规则推理模型，通过对训练样本的学习，建立分类规则，再依据分类规则，对新样本实现分类，故属于有指导（监督）式的学习方法。决策树有两类变量：属性变量（输入变量）和目标变量（输出变量）。该方法对大量的实例选择重要的特征建立决策树，通过信息增益来寻找数据库中具有最大信息量的实的字段，建立决策树一个节点，再根据字段的不同取值建立决策树的分支。信息增益可以衡量一个属性区分数据样本的能力，信息增益越大，该属性作为此决策树的节点就越有价值。决策树模型有其独到的优势，如与基于非逻辑的一般统计分类模型不同，决策树模型是基于逻辑的；与神经网络只能处理数值型数据不同，决策树善于处理非数据型数据，并可因此免去很多数据预处理的工作。

（2）BP 神经网络由许多并行运算的简单单元组成。单个神经元的结构很简单，但大量神经元相互连接组成人工神经元网络却显示出人脑的某些特征：①分布存储和容错性；②大规模并行处理；③自学习、自组织和适应性；④神经元网络并不是各单元行为的简单相加，而表现出复杂非线性动态系统的特性。神经元可以处理一些环境信息十分复杂、知识背景不清楚和推理规则不明确的问题，如乳腺癌诊断。神经网络的学习目是希望能够学习到一个模型，该模型能对输入的数据输出我们期望的输出。神经网络学习的方式是在外界输入样本的刺激下不断改变网络连接权值。神经网络学习的本质是对各连接权值的动态调整。神经网络学习的核心是权值调整规则，即在学习过程中，网络内各神经元的连接权变化所依据的一定的调整规则。为了更好地应用 BP 神经网络模型来对这些数据进行有效的挖掘分析，对样本进行集成、转换以及归约等预处理非常重要。可以说，数据挖掘过程中最关键的步骤就是对初始数据的预备和转换。数据选择的科学性以及数据表示的合理性对于神经网络设计有着极为重要的影响。

（3）支持向量机（SVM）方法是建立在统计学习理论的 VC 维理论和结构风险最小原理基础之上，根据有限的样本信息在模型复杂性（即对特定训练样本的学习精度）和学习能力（无错误地识别任意样本的能力）之间寻求最佳折中，以期获得最好的推广能力。作为对函数类的一种度量，VC 维可以简单理解为问题复杂程度越高，VC 维越高，另外，由于我们无法建立一个完全准确的真实模型，因此可以用分类器在样本分类的结果与真实结果之间的差值来表示解和通过模型得的解之间的差距。这个差值叫经验风险，好的 SVM 分类器就要将经验风险尽量降低到最小。目前支持向量机在模糊、最小二乘支持向量机、加权支持向量机、主动学习的支持向量机、基于决策树支持向量机、分级聚类的支持向量机等方向有着显著的发展。SVM 是一种基于分类边界的算法，如果训练数据分布在二维平面上的点聚集在不同的区域，那么 SVM 算法的目标就是找到这些数据所对应分类之间的边界。对于多维数据，可以将它们视为 N 维空间中的点，而分类边界就是 N 维空间中的面，称为超面。线性分类器使用超平面类型的边界，非线性分类器使用超曲面。鉴于并非所有数据都可以线性划分，SVM 的原理就是将低维空间中点映射到高维空间中，使它们成为线性可分，再使用线性划分的原理来判断分类边界。

综上，建立乳腺触诊成像智能诊断系统的过程可以简单描述为：首先将乳腺触诊成像诊断仪导出的原始检查数据（3D 位置、3D 象限、3D 形态、3D 峰值、3D 基底、3D 峰顶、2D 颜色、2D 形状、2D 动态、PI 诊断、病理诊断这些字段的数据，其中将 PI 诊断设为待分类属性数据）导入 SPSS 来进行数据挖掘分析，通过数据的主成分和聚类分析，然后分别对数据进行基于决策树、SVM 和神经网络算法的建模工作，再分别对三个模型的准确率、召回率进行评估，最后对通过筛选后的三个模型进行优化组合运算，在充分考虑循环结构设计中程序时间复杂度的基础上，横向比较评估单一算法与组合算法的准确率、召回率。优化组合运算形成的乳腺触诊成像诊断系统，其理想的诊断报告见表 3-4。

表 3-4　理想的乳腺触诊成像智能诊断报告和数据系统

分级	BPI-RADS 分级解释及推荐操作	
	解释	推荐操作
0	影像学评价不完全，需要进一步评估	建议结合临床查体，或其他影像检查
1	阴性	常规随访
2	良性发现	常规随访
3	可能良性发现（约 2% 恶性可能）	短期随访
4A	低度可疑恶性	建议穿刺活检，结果良性则建议随访
4B	中度可疑恶性	建议穿刺活检，如为乳头状瘤则建议切检
4C	适度关注（非典型恶性征象）	建议活检，病理医生对此类组织取材应谨慎，如为良性病变，应于短期进行随访
5	典型恶性征象（恶性可能≥ 95%）	建议行适当处理
6	已行活检，并有恶性病理诊断	手术切除

9 仿生触诊成像技术的临床应用

作为乳腺癌早期诊断和客观回顾研究的好工具——乳腺触诊成像的检查及时性、结果重复性及记录标准化的优势在早期发现乳腺癌，降低不必要活检率、提高随诊标准化方面发挥重要的作用[51]。

乳腺触诊成像技术在临床应用中的重要目标是提高检测敏感度，发现更小肿块。于是 Atann 实验室在临床应用前使用乳房肿瘤仿真模型，对乳腺触诊装置进行的验证研究：使用包含 36 个固体结节的 10 个不同大小的弹性硅胶仿真乳房，结节大小从 6～30mm 不等，其厚度从 10～50mm 不等。其中 8 个仿真模型中包括 4～5 个结节，2 个仿真乳房中没有结节。仿真乳房用手触诊和手持式电子触诊装置进行检查。手持式电子触诊装置的检查者包括医学专业技术的人员（3 名肿瘤外科医生，3 名高级护士）和没有专业技术的人员（3 名秘书和 4 名工程师），4 名工程师又进行了重复的培训并对模具进行了重复检查。经专业人员和非专业人员用或不用手持式电子触诊装置检查的结果进行了比较，重复培训的效果也进行了评价。研究结果显示：无论专业或非专业的人员操作，机械式触诊成像诊断装置提高了乳腺触诊的敏感性。

Cary S. Kaufman 教授于 2004 年在 ASCO 年度会议上首次提出了触诊成像（palpation imaging 以下简称 PI）的概念，并于 2006 年发表了《物理检查的数字化文档：把临床乳腺检查变成电子病案》（"Digital documentation of the physical examination：moving the clinical breast exam to the electronic medical record"），该文章发表在《美国外科杂志》上。Kaufman 对 110 例患有乳腺疾病的患者分别用 PI、超声、乳腺 X 线进行检查，一部分年轻女性未做乳腺 X 线检查，所有患者最后做了病理结果对照。最后得出的结论是：PI 的敏感性和特异性均为 94%，而其他检查方法仅为 78% 和 86%[52]。

　　另一项多中心研究由美国华盛顿大学外科系进行，主要对 PI 在目前乳腺筛查中的经济效用及效果进行评估。论文《全世界范围内乳腺癌筛查的成本效用：当前现状及其未来发展方向》（"Cost-effective screening for breast cancer worldwide：current state and future directions"）于 2008 年发布。此项研究对现有常用的乳腺检查方法包括外科触诊（CBE）、超声、乳腺 X 线检查、磁共振检查以及 PI 的临床检查费用和实际检查的结果进行了分析对比，最后得出的结论是：触诊成像是一种能够提供合理费效比的乳腺癌筛查诊断方式[53]。

　　如何提高乳腺疾病良恶性鉴别的准确率，一直是外科医生和影像科医生努力的目标。新泽西癌症研究所的另一个多中心研究项目"乳腺良性肿瘤和恶性肿瘤的物理影像区别"（"Differentiation of benign and malignant breast lesions by mechanical imaging"）中，187 例来自不同医疗机构的病例，分别独立做了 PI、超声和乳腺 X 线检查，最后结果与病理结果进行对照。PI 的灵敏度为 89.4%，特异性为 88.9%，这个数据和经常使用的超声和乳腺 X 线检查的数据接近甚至更优。结果显示：乳腺触诊成像可能作为癌症诊断的有成本效益的设备，可以有效地降低不必要的良性活检率。乳腺触诊成像有可能成为辅助乳腺钼靶检查的手段和用于乳腺癌筛查的装置[54]。

　　2009 年 PI 进入中国后，因为其快速简便、判读容易等特点，得到了广泛的应用。尤其在影像诊断参数细分及筛查大数据积累等方面有了很大提高，这也为 PI 建立筛查诊断标准奠定了基础。中国医学科学院北京协和医院、中国医学科学院肿瘤医院、上海交通大学医学院附属瑞金医院、中南大学湘雅医院、天津医科大学肿瘤医院、华中科技大学同济医学院附属同济医院、山东省肿瘤防治研究院等国内多家医院牵头进行了乳腺触诊诊断仪的多中心应用研究，包括还在进行中的以中华医学会健康管理分会牵头进行的在全国范围内开展"体检人群乳腺癌早期筛查多中心应用研究"等课题。

　　从 2010 年开始，中国医学科学院肿瘤医院的研究一直在进行着。这项研究旨在建立 PI 在影像诊断领域的数据库，并制定出诊断标准。分别对 PI 的 8 个影像指标进行研究，最后以病理为验证标准。在初期的 195 个病灶中，PI 的各项影像指标对于良恶性诊断都具有统计学意义，而且某几个影像指标的敏感度和特异度是比较高的，也就意味着 PI 的某几个典型性指标在提供影像诊断依据时具有举足轻重的作用。论文《乳腺可视化触诊成像系统鉴别诊断乳腺良恶性病变中的价值：与临床触诊、X 线及超声对照》（"Efficacy of palpation imaging system in the detection and ability of distinguish between benign and malignant breast lesion：comparison with physical examination，mammography and ultrasound"）发表在 2012 年《中国医学影像技术杂志》上。结论为：PI 对于鉴别乳腺良恶性病灶具有较大的应用价值，且客观、直观、费用低廉，有望成为现有乳腺检查技术的补充[55]。在 2013 年奥地利欧洲放射年会 [Published by European Congress of Radiology（ECR），2013.Vienna.Austria] 上，中国医学科学院肿瘤医院进行的有关 PI 的多中心研

究课题 "Evaluation of palpation imaging in breast lesion diagnosis" 也被发表，代表着中国 PI 影像诊断技术在全球影像诊断领域的应用水平和发展方向。目前，这项多中心研究仍在进行[56]。

由天津医科大学肿瘤医院影像诊断中心刘佩芳教授牵头进行的 PI 影像诊断多中心研究项目第一期的研究侧重于与超声弹性成像及磁共振（MRI）的对比研究，同样会对 PI 各项影像指标与病理建立联系。针对 95 例患者共 110 个病灶，分别进行了 PI、MRI、超声（有部分做了弹性成像）、乳腺 X 线检查。所有检查结果都经病理证实，四项检查的敏感度依次为 98.18%、89.09%、80.00%、71.82%，PI 在检出率方面明显占据优势。另外，PI 各项诊断指标对良恶性诊断都有统计学意义。本课题还在继续进行，其结果也将作为制定 PI 影像诊断标准的基础数据。

中南大学湘雅医院发表的文章《乳腺可视化触诊成像系统对乳腺癌的诊断价值》，这项研究重点对 PI 与其他检查方法联合使用进行对比。111 例患有乳腺肿块的患者分别进行了 PI、超声、乳腺 X 线检查，以病理结果为最终诊断依据，采用 PI 结合超声，PI 结合乳腺 X 线，PI 结合超声和乳腺 X 线三种方法。单项检查各项统计结果 PI 高于乳腺 X 线，但与超声无差异。而联合检查各项统计结果明显高于单项检查，可以把乳腺癌诊断灵敏度最高提高到 100%，特异度也有明显提高。最后结论：PI 对乳腺肿块诊断的准确率高于钼靶，而与 B 超相似。PI 对乳腺癌患者的检查结果与 B 超、钼靶无差异，其联合 B 超或钼靶能显著提高乳腺癌的诊断灵敏度[57]。

华中科技大学同济医学院附属同济医院、山东省肿瘤防治研究院是较早在国内使用 PI 检查技术的临床单位，而且都用在乳腺中心，所以能够积累大量阳性病例。《乳腺电子触诊成像诊断系统在女性乳腺肿块早期诊断中的应用价值》共对 258 例有乳腺肿块的患者进行分析对比，结论为：PI 是一种准确可靠的乳腺检查手段，联合应用乳腺 B 超、乳腺 X 线可以明显提高诊断的准确性[58]；山东省肿瘤防治研究院发表的文章为《乳腺触觉成像系统的临床应用评估》，这项研究对 164 例乳腺肿块患者进行了包括 PI、超声、乳腺 X 线的各项检查，以病理为依据进行分析对比，最后得出结论为：PI 使临床乳腺检查诊断更加客观、具体和直观化，更生动地显示、定位病变及鉴别病变性质，使得现代乳腺检查诊断技术更加完善。PI 能够作为乳腺临床检查诊断及 X 线与超声诊断的又一重要补充[59]。

上海交通大学医学院附属瑞金医院乳腺中心于 2012 年发表的《乳腺触觉成像系统对乳腺疾病诊断价值的临床研究》。对 151 例患者共计 213 个病灶，进行了 PI、超声、乳腺 X 线及磁共振检查（MRI），以病理诊断为金标准，评估 PI 与其他几种检查方法的差异。PI 的敏感度为 87.0%，显著高于乳腺 X 线，与超声和 MRI 接近。PI 的特异性为 69.8%，与乳腺 X 线接近，而略低于超声和 MRI。所以，PI 具有很高的敏感性，非常适合乳腺筛查。同时，对于乳腺疾病具有良好的诊断价值，有望成为乳腺疾病现有辅助检查外的又一种重要检查方法[60]。

中国医学科学院北京协和医院健康体检中心是最早使用 PI 做乳腺筛查的临床机构之一，目前该中心建立的 PI 数据库已达到 5 万人以上。作为国内集医疗、科研、教学为一体的示范性大型综合医院，协和医院在 PI 乳腺筛查的科研、教学和大数据积累方面都起到了示范作用。从 2009 年 4 月到 2011 年 3 月，PI 检查达到 16 010 例，医院对这个大数据做了回顾性分析。2013 年发表在《中华健康管理学杂志》第 6 期的《触诊成像系统在乳腺疾病健康筛查中的应用研究》的结果提示：PI 检查敏感性高，将其应用于女性健康体检或妇女病普查中，对乳腺疾病早期发现、早期诊断、早期治疗有至关重要的作用。中国是人口大国，要想降低恶性肿瘤的死亡率，早期筛查很重要，选取敏感度高，检查速度快，费用低，操作学习比较简单的乳腺检查方法，决定了大规模筛查工作的效率和质量[61]。

2014 年在圣安东尼奥举行的全美乳腺外科年会上（2014 San Antonio Breast Cancer Symposium on Dec 9，2014），公布了 PI 作为乳腺诊断领域的新技术，使用来自全球的 1000 多个病例，其中中国的病例占到了绝大多数。综合所有数据，PI 的敏感度为 85%，特异性为 79%，这组数据和超声、乳腺 X 线是非常接近的。最后得出的结论是：PI 具有和超声、乳腺 X 线同样的敏感性和特异性，在发展中国家，其较低的成本可以获得很好的筛查效果，恰恰填补了乳腺筛查基础设施领域的空白[62]。由中华医学会健康管理分会，中国健康促进基金会牵头进行的"健康体检人群乳腺疾病早期筛查多中心研究项目"在全国多家医院实施，并设立的多个乳腺触诊成像筛查培训基地，旨在建立中国特色的乳腺流行病学数据库，制定和完善乳腺触诊成像乳腺筛查标准，提高乳腺癌筛查效率和质量，从而造福于广大女性。

10 触诊成像诊断仪的设备组成和图像的简介

PI 乳腺诊断系统主要由主机、工作站、压力传感探头及附件组成。设备主机以便携式为主，从而满足临床或体检机构外出诊查的需求。工作站是一套独立运行的计算机操作系统，PI 操作软件运行其中，从而可以解决信息录入、统计、输出等功能，通过网络接口，根据医院需求可选择联网方式，以实现数据传输和共享。压力传感探头由 192 个大小为 2mm×2mm 的微型压力传感器按阵列排布，敏感度极高，可检出 2mm 的病灶。设备可存储 10 万人以上的病例，并可选择随时回顾并打印报告。

触诊成像所产生图像主要包括三维（3D）图像和二维（2D）图像，也就是病灶的触诊图像。3D 图像主要参数有峰值（病灶硬度）、形状（病灶形状）、峰顶形状（病灶表面形态）、基底（病灶边界）、动态（病灶活动度）；2D 图像主要参数有颜色（病灶硬度）、形状（病灶截面形状）、动态（病灶均质性）。共 8 项参数，详见图 3-14。

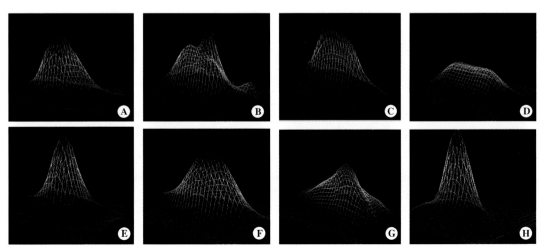

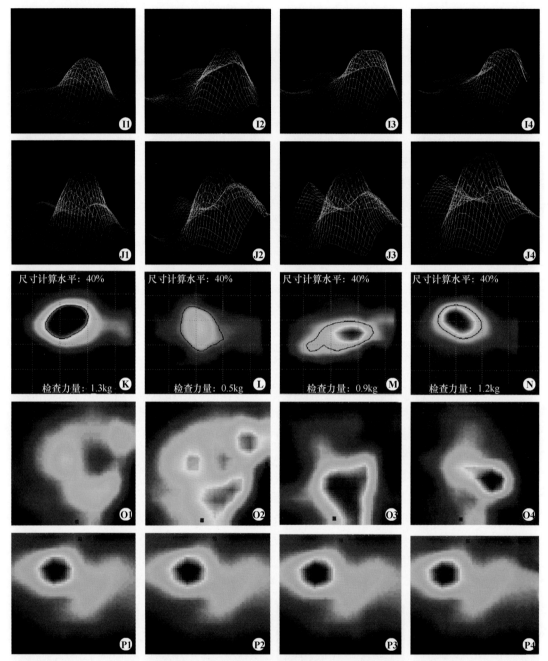

图 3-14　PI 的 3D 和 2D 图像体现的 8 项参数和图像

以上是触诊成像根据三维图像和二维图像的共 8 项技术参数所产生图像的不同体现。

A.3D 图像表现：单峰，提示病灶规则；B.3D 图像表现：多峰，提示病灶不规则；C.3D 图像表现：峰值高，提示病灶硬度大；D.3D 图像表现：峰值低，提示病灶硬度小；E.3D 图像表现：峰顶尖，提示病灶表面光滑；F.3D 图像表现：峰顶钝，提示病灶表面不光滑；G.3D 图像表现：基底宽，提示病灶边界不清；H.3D 图像表现：基底窄，提示病灶边界清楚；I.3D 动态分时截图（I1、I2、I3、I4），可见基底略有位移，提示病灶活动度较好；J.3D 动态分时截图（J1、J2、J3、J4），可见基底无位移，提示病灶活动度差；K.2D 图像表现：颜色深，提示病灶硬度大；L.2D 图像表现：颜色浅，提示病灶硬度小；M.2D 图像表现：不规则，提示病灶截面不规则；N.2D 图像表现：规则，提示病灶截面规则；O.2D 动态分时截图（O1、O2、O3、O4），可见颜色分布不均，提示病灶内部均质性差；P.2D 动态分时截图（P1、P2、P3、P4），可见颜色分布均匀，提示病灶内部均质性好

11 操作技巧

PI 乳腺诊断系统操作相对比较简单，但需要操作者具备一定相关专业临床基础，并经过一定量的实际操作，接触尽量多的阳性病例，才能够慢慢掌握这项技术，直到应运自如。下面我们就 PI 检查的操作技巧做一些总结。我们主要从几方面来介绍：压力控制技巧，手法技巧，如何排除干扰等。

11.1　压力控制

探头加压时的压力控制非常重要，因为不同组织、病灶的弹性系数是不一样的。根据乳腺影像报告及数据系统（BPI-RADS）将乳腺按照腺体比例分为脂肪型、少量腺体型、多量腺体型及致密腺体型。在除中国外的其他国家，并没有把探头压力控制根据不同乳腺形态进行细分。我们经过大量实际操作，证实使用不同的压力，同一个病灶所获得的图像往往是不一致的，尤其是在硬度指标方面。在整个图像采集过程中，施加在探头上的压力需要分两个阶段：第一阶段是扫描阶段，也就是发现是否有病灶的阶段，需要较小的压力来进行。如果压力偏大，很容易把腺体组织推挤成一团，误认为是病灶。还有活动度好的病灶，容易推挤到一边而无法定位。第二阶段是采集阶段，三维图像发现异常波形时，探头垂直于此位置的乳腺平面，开始缓慢加压，从而获得稳定有效的图像，并把它记录下来。

人种与腺体分布的不同，如果保持一种压力，往往会导致假阳性和假阴性。为了尽量降低检查的假阳性和假阴性。在诊断模式上，可以把两个阶段的压力根据腺体分布进行分级。致密腺体型，第一阶段和第二阶段的压力范围分别为 0 ~ 0.3kg、0.6 ~ 0.8kg；多量腺体型，两个阶段压力范围分别为 0.3 ~ 0.5kg、0.8 ~ 1.0kg；少量腺体型压力范围分别为 0.5 ~ 1.0kg、1.0 ~ 1.5kg；脂肪型压力范围分别为 1.0 ~ 1.5kg、1.5 ~ 2.0kg。压力范围的细化，使我们更需要精准的操作手法和熟练的手感。

压力控制实质是间接来调节探头敏感度，我们还可以通过调节系统设置内的图像颜色图卡，来调节探头敏感度。探头感知病灶敏感度主要来自于病灶硬度指标，所以这个设置实质是来纠正病灶弹性系数，从而使得病灶硬度能够在探头允许响应范围内更容易被采集到典型标准的图像。体型偏瘦的人很容易因为肋骨干扰出现假阳性，脂肪型乳腺，深部较小的病灶很容易因为压力较小或探头敏感度不够而漏掉。所以，通过调节图像颜色图卡数值，可以把一些体型偏瘦的人群或者乳腺深部较小的病灶的检出率提高，并且得到比较典型准确的图像，更有利于下一步诊断。我们常用的两种图像颜色图卡设置，一种是肋骨干扰时把数值调到 30，再一种是导管内病变把数值调到 16，要注意的是进行下一例检查时，必须把数值调回到正常设置值 20，否则会造成后面检查图像采集失真。

11.2　手法技巧

在保证压力掌握能够得心应手的情况下，手法也很关键。被检者保持平卧位姿势，充分暴露乳腺，被检侧手臂举过头顶，扫描腋窝淋巴时，手臂向外上伸展，充分暴露腋下。检查过程中，适当调节被检者体位，尽量保持乳腺处于水平位置，探头垂直于乳腺平面进行加压扫描。探头扫描顺序应该按照临床触诊（CBE）顺序外上、外下、内下、内上的顺序进行，先从乳腺外围扫描，小幅度横向反复移动探头进行扫描，不要漏掉任何位置。

然后再沿着乳头周边扫描第二圈，不要漏掉乳晕及周边的位置，扫描乳晕及周边时用探头相对较窄的边缘较容易获得稳定的图像。扫描过程中，如发现需要关注的部位，要重点反复扫描，并多次记录图像。

不同类型病灶，扫描手法也有所区别。探头大小 3cm×4cm，每个压力传感器大小为 0.2cm×0.2cm，所以只适合检查 0.2 ～ 3cm 大小范围内的病灶。如超过 3cm 的肿块，探头必须压着肿块和正常组织边界部分进行扫描，由于探头无法覆盖整个病灶，所得到的病灶图像大小往往是不准确的。同样道理，对于一些弥散型病灶，我们无法得到其准确大小，而且如果无法确定其与正常组织的边界，我们很难得到准确典型的图像，例如乳腺炎。

活动度好的病灶，探头加压时很难将其固定，往往很难获得典型图像，比如大部分纤维腺瘤。此时需要用另一只手的两个手指将其固定，然后再加压记录。但有些小的纤维腺瘤，徒手很难摸到，只能靠手法技巧进行弥补。首先保持乳腺水平，探头在扫描时压力控制在 0.3kg 以下，3D 图像发现小的尖的波峰时，探头与乳腺表面保持垂直，先点击记录（常规情况是先加压再点击记录），然后缓慢加压，这时基本可以保证肿块不会滑走，压力到 0.8kg 左右时，记录时值已超过 50，马上点击停止，典型的图像就会被保存下来。

位置接近尤其是重叠在一起的病灶，可以通过探头加压使病灶处于同一个平面，但 3D 图像往往会出现多峰形态，和同一个病灶不一样的是，基底是独立分开的。这时，需要调整探头位置，分别采集这些病灶的图像，这个对手法要求比较高，需要耐心和细心。

对于大部分硬化性腺病的病灶，由于其腺体形态扭曲，其间质是纤维性或硬化性的，所以探头施压时，其病灶形态往往会发生改变，多次采集图像时重复性较差，而且时有时无，这种情况我们可以考虑属于硬化性腺病，也属于增生性病变的一种，此类型属于不伴有非典型增生的增生性病变，恶变概率很小，我们出报告时仅报增生即可。

在完整记录一个病灶后，系统会自动给出报告，有时会出现"大小 0×0，硬度 1.0"的情况。探头记录病灶时，要求其四个角必须充分接触乳腺组织，从而收集乳腺的弹性模量，如果有某个角没有接触到乳腺组织，就会出现上述情况。有些体型偏瘦的人群，让探头四个角同时接触乳腺组织很困难，我们需要把探头慢慢加压旋转，四个角依次接触乳腺组织后，同样可以收集到乳腺的弹性模量，这时就可以测量到病灶的大小和硬度了。

11.3 排除干扰

肋骨干扰，是目前被发现造成 PI 检查假阳性率最高的因素。有效最大可能地排除肋骨干扰，会使 PI 检查的特异性提高 5% ～ 10%。体型偏瘦的人，肋骨干扰较为严重，乳腺内侧及边缘也是肋骨干扰常见的部位。如何避免或降低肋骨干扰呢？我们从以下几方面分析解决：

第一，图像排除法。肋骨呈横向条状，乳腺组织覆盖其上，探头在加压扫描时，往往表现出很硬的图像，2D 图像呈现黑色，3D 图像峰值也很高。3D 图像往往也呈条脊状，峰顶略带毛刺（图 3-15），而且探头横向移动时，这种图像重复出现，这说明探头正好压在了肋骨正上方，很明显是干扰。

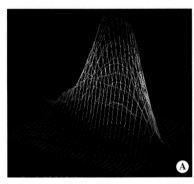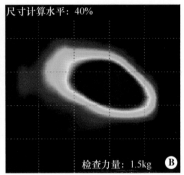

图 3-15 肋骨干扰的 3D 和 2D 图像表现

单纯肋骨干扰情况下，A. 3D 图像表现，呈条脊状；B. 2D 图像表现，显示呈黑色椭圆形

第二，原理排除法。肋骨的弹性系数和病灶包括硬度很大的病灶的弹性系数是不同的，根据杨氏模量中压力和应力的关系 $\tau = Y$，$\varepsilon = Y$（Y 代表杨氏模量，τ 代表应力，ε 是应变），在一定范围内，压力和应力成正比关系，但当压力太大时，使得物体的形变太大，从而使物体的弹性模量发生变化，应力将不再随压力而改变。探头压到肋骨上，刚开始加压时，压力线升高，但当压力继续加大时，肋骨的弹性模量将发生变化，这时应力将不再随探头加压而改变，所以压力线将停留在某个范围内不再变化，也就是压力线只在肋骨的弹性模量范围内移动，当压力超出其弹性模量范围时，压力线将不再移动。肋骨、乳腺组织、病灶三者，肋骨是最硬的，但其弹性较小，弹性模量所允许的压力范围也相对要小。这样，就可以排除单纯的肋骨干扰（实际证明，肋骨弹性模量所允许的压力在 0 ～ 1.5kg 的范围内）。

第三，声音排除法。肋骨干扰硬度大，韧性差，所以探头施压时，设备会有频率很高的、刺耳的报警音。

第四，触诊排除法。如果用其他方法不好排除或者不确定，那么最有效最直接的办法是触诊。肋骨干扰区域组织较薄，所以如果是 1cm 以上肿块，很容易被触及。由于没有腺体或其他组织干扰，甚至更小一点的肿块，触诊也可以发现。肋骨和病灶的感觉是完全不一样的。

第五，硬度降级法。单纯的肋骨干扰较容易排除，但如果是肋骨区域有些小的结节，而且碰巧在肋间隙的位置，这是我们难以处理的。探头扫描肋间隙的位置，由于肋骨的支撑，很难压到肋间隙的结节。这时，我们试着把探头倾斜，用探头较长一边的棱角来扫描肋间隙的位置，这时肋间隙的结节的图像就会显现出来。由于有肋骨硬度叠加，所以，肋骨区域的病灶的硬度往往偏大，所以我们在读图时需要把 2D 颜色等级降一级。譬如，黑色降到红色，红色降到橙色，依次类推。也可以采用本章 11.1 提到的压力控制的方法，除用较小的压力扫描外，我们可以把图像颜色图卡数值调到 30，再进行扫描取图。

除肋骨干扰外，PI 检查可能还会存在一些其他因手法造成的干扰，比如扫描速度忽快忽慢，压力忽大忽小，探头角度不能垂直于乳腺表面，润滑剂使用太少，记录时间太短，探头校准不当或长时间未校准等，这些都是主观造成的干扰，需要仔细、耐心地去处理。

参 考 文 献

[1] Haagensen CD. Diseases of the Breast. 3rd. Philadelphia：W.B. Saunders Company；1986：502

[2] Bobo JK，Lee NC，Thames SF. Findings from 752，081 clinical breast examinations reported to a national screening program from 1995 through 1998. J Natl Cancer Inst，2000，92：971-976

[3] Brown ML，Goldie SJ，Draisma，G，et al. Health service interventions for cancer control in developing countries. In：Jamison DT，et al. editors. Disease Control Priorities in Developing Countries. 2nd. Oxford：Oxford University Press，2006：569-589

[4] Shannon C，Smith IE. Breast cancer in adolescents and young women. Eur J Cancer，2003，39(18)：2632-2642

[5] 吕大鹏，徐光炜. 乳腺癌普查的国内外进展. 中国实用外科杂志，2006，26(1)：68-70.

[6] 刘佩芳，郝希山.适合的就是最好的——在我国如何选择乳腺癌筛查模式 http://www.caca.org.cn/system/2015/01/26/011197631.shtml，2015

[7] 王秋良，杨文辉，倪志鹏，等.磁共振成像技术研究进展.高科技与产业化，2013，12：46-59

[8] Raja Muthupillai1，Richard L. Ehman. Magnetic resonance elastography. Nature Medicine，1996，2：601 - 603

[9] 贺超.磁共振成像系统原理及 MR 图像研究.云南大学学报（自然科学版），2010，S1：245-248+251

[10] A Sarvazyan，TJ Hall，MW Urban，et al.An overview of elastography - an emerging branch of medical imaging. Current Medical Imaging Reviews，2011，7(4)：255-228

[11] Mojra A1，Najarian S，Kashani SM，et al. A novel tactile-guided detection and three dimensional localization of clinically significant breast masses. J Med Eng Technol，2012，36(1)：8-16

[12] Wellman PS，Dalton EP，Krag D，et al. Tactile Imaging of Breast Masses - First Clinical Report. Arch. Surg，2001，136：204-208

[13] Yegingil HO. Breast cancer detection and differentiation using piezoelectric fingers. Ph.D. Thesis，Philadelphia，PA：Drexel University，2009

[14] Lo PH，Tseng SH，Yeh JH，et al. Development of proximity sensor with vertically monolithic integrated inductive and capacitive sensing units. Journal of Mircromechanics and Microengineeriing，2013，23(3)：035013

[15] Murayama Y，Haruta M，Hatakeyama Y，et al. Development of a new instrument for examination of stiffness in the breast using haptic sensor technology. Sens Actuators A，2008，143：430-438

[16] Ayyildiz M，Guclu B，Yildiz MZ，et al. An optoelectromechanical tactile sensor for detection of breast lumps. IEEE Trans Haptics，2013，6：145-155

[17] Egorov V，Sarvazyan AP. Mechanical imaging of the breast. IEEE Trans Med Imag，2008，27：1275-1287

[18] 卢鹏荐，王一龙，孙志刚，等.高介电常数、低介电损耗的聚合物基复合材料.化学进展，2010，22（8）：1619-1625

[19] 王洪超，曹健，卢狄克，等.一种弹性压力传感器阵列及用于检测组织弹性的探头，CN201420596947.9

[20] Chieu Van Nguyenm，Ravi F. Saraf. Tactile imaging of an imbedded palpable structure for breast cancer screening. ACS Appl Mater Interfaces，2014，6 (18)：16368-16374

[21] Kennedy KM，Chin L，McLaughlin RA，et al. Quantitative micro-elastography：imaging of tissue elasticity using compression optical coherence elastography. Sci Rep，5：15538. doi：10.1038/srep15538（2015）

[22] Siegel R，Ma JM，Zou ZH，et al. Cancer statistics，2014. Ca-Cancer J Clin，2014，64：9-29

[23] Ophir J，Cespedes I，Ponnekanti H，et al. Elastography：a quantitative method for imaging the elasticity of biological tissues. Ultrason Imaging，1991，13：111-134

[24] Wellman PS，Dalton EP，Krag D，et al. Tactile imaging of breast masses：first clinical report. Archives of Surgery，2001，136(2)：204-208

[25] Krouskop TA，Wheeler TM，Kallel F，et al.Elastic moduli of breast and prostate tissues under compression，Ultrason Imaging，1998，20(4)：260-274

[26] Andrew Evans，Patsy Whelehan1，Kim Thomson. Quantitative shear wave ultrasound elastography：initial experience in solid breast masses，Breast Cancer Research，2010，12：R104

[27] Sarvazyan AP，Rudenko OV，Swanson SD，et al. Shear wave elasticity imaging：a new ultrasonic technology of medical diagnostics. Ultrasound Med Biol，1998，24：1419-1435

[28] Athanasiou A，Tardivon A，Tanter Ml，et al. Breast lesions：quantitative elastography with supersonic shear imaging：preliminary results. Radiology，2010，256：297-303

[29] 陈国凤.瞬时弹性成像的研究进展及临床应用.解放军医学杂志，2011，36(11)：1131-1133

[30] 王一娇，唐少珊.瞬时弹性成像评价肝纤维化分级的 Meta 分析.中国医学影像技术，2012，28(3)：529-533

[31] 任新平，詹维伟，周萍，等.实时超声弹性成像在淋巴结疾病诊断中的应用. 华西医学，2010，25(2)：294-297

[32] 智慧，肖晓云，杨海云，等. 弹性应变率比值在乳腺实性肿物良恶性鉴别诊断中的价值初探. 中国医学影像技术，2009，18(7)：589-591

[33] 冀建峰，周巍，郭佳. 超声弹性应变率比值在肝脏肿瘤诊断中的应用价值. 世界华人消化杂志，2010，18(30)：3254-3258

[34] Barr RG. Shear wave imaging of the breast：still on the learning curve. J Ultrasound Med，2012，31(3)：347-350

[35] WFUMB guidelines and recommendations for clinical use of ultrasound elastography：part 2：breast. Ultrasound in Medicine and Biology，2015，41(5)：1148-1160

[36] 宋颖，李静，张仁知，等. 乳腺可视化触诊成像系统鉴别诊断乳腺良恶性病变：与临床触诊、X 线及超声对照. 中国医学影像技术，2014，04

[37] 任悦，刘杰惠，刘晓宙，等. 基于有限元分析的超声弹性成像仿真研究. 南京大学学报：自然科学版，2015，(01)：7-13

[38] 李宏亮. 关于多范围压缩的超声弹性成像算法研究. 东北大学，2013，学位论文

[39] 赵婷婷，严碧歌. 超声弹性成像在乳腺疾病诊断中的仿真分析. 中国生物医学工程学报，2011，30(1)：140-145

[40] 李粤得，张雷刚，余胜康，等. 基于 AD9228 的超声数据采集电路的设计. 生物医学工程研究，2008，(04)：240-242

[41] 蒋庄德，李支康，赵立波，等. 一种基于 CMUT 的超低量程压力传感器及其制备方法，CN201210068681.6

[42] 张丹丹，刘玉荣，姚若河，等. 柔性化电容式微加工超声换能器及其制备，CN201510907459.4

[43] Stephens DN，Truong UT，Nikoozadeh A，et al.，First in vivo use of a capacitive micromachined ultrasound transducer array-based imaging and ablation catheter，JUM，2012，31(2)：247-256

[44] D Overbeck-Zubrzycka，J Harvey，A Griffiths，et al.Randomised control trial of breast tactile imaging as an assessment tool for diagnosis of breast lumps，European Journal of Surgical Oncology，2011，37(5)：S19

[45] 周建桥. 乳腺超声弹性成像的临床应用及其组织病理学和生物力学基础研究. 复旦大学，2012，博士学位论文

[46] 毕雪华，姚雪梅，孙静，等. 一种新的 Chi2 算法在乳腺肿瘤诊断中的应用. 医疗卫生装备，2013，34(7)：15-17

[47] 李东. 基于群智能算法优化的超声乳腺肿瘤图像识别. 第四军医大学，2015，硕士学位论文

[48] 杨云，董雪，齐勇. BP 算法与 C4.5 算法在乳腺癌诊断中的比较分析. 陕西科技大学学报（自然科学版），2015，33(03)：163-166

[49] 刘俊. 基于钼靶图像的计算机辅助乳腺癌检测系统中关键技术研究. 武汉科技大学，2012，博士学位论文

[50] Rangayyan R. M，Mudigonda NR，Desautels JEL. Boundary modeling and shape analysis methods for classification of mammographic masses. Med Biol Eng Comput，2000，38：487-496

[51] Yong Ping Zheng，Yan Ping Huang. Measurement of soft tissue elasticity in vivo：techniques and applications，Florida：CRC press，2015：229

[52] Cary S. Kaufman，Leslie Jacobson，Barbara A. Bachman，et al.Digital documentation of the physical examination：moving the clinical breast exam to the electronic medical record. The American Journal of Surgery，2006，192：444-449

[53] A. Sarvazyan1，V. Egorov，J.S. Son，et al.Cost-effective screening for breast cancer worldwide：current state and future directions.Breast Cancer：Basic and Clinical Research，2008，1：91-99

[54] Vladimir Egorov1，Thomas Kearney，Stanley B Pollak，et al.Differentiation of benign and malignant breast lesions by mechanical imaging.Breast Cancer Res Treat，2009，118(1)：67-80

[55] 宋颖，李静，张仁知，等. 乳腺可视化触诊成像系统鉴别诊断乳腺良恶性病变的价值：与临床触诊、X 线及超声对照. 中国医学影像技术，2014，30(4)：527-530

[56] Ying Song，Chunwu Chou，JingLi.Evaluation of Palpation Imaging in Breast Lesion Diagnosis，Published by European Congress of Radiology (ECR)，2013.Vienna.Austria

[57] 郭磊，唐利立，齐瑛，等. 乳腺可视化触诊成像系统对乳腺癌的诊断价值. 肿瘤防治研究，2012，39(6)：645-648

[58] 逯超，黄俊奎，尹传昌，等. 乳腺电子触觉成像诊断系统在女性乳腺肿块早期诊断中的应用价值. 中国妇幼保健，2013，24(28)：166-168

[59] 于志勇，左文述，刘岩松，等. 乳腺触觉成像诊断系统的临床应用评估. 中华肿瘤防治杂志，2011，18(1)：50-53

[60] 吴佳毅，陈伟国，梅章懿，等. 乳腺触诊成像系统对乳腺疾病诊断价值的临床研究. 中国实用外科杂志，2012，32(5)：390-394

[61] 盖小荣，王振捷，王健，等. 触诊成像系统在乳腺疾病健康筛查中的应用研究. 中华健康管理学杂志，2013，7(6)：1-4

[62] Kaufman CS，Son JS，Yered E，et al. Bellingham Regional Breast Center，Bellingham，WA1；Medical Tactile，Inc.，Los Angeles，CA2；Artann Laboratories，Inc.，West Trenton，NJ3，Clinical Studies of Palpation Imaging of the Breast on over 1000 patients，presented at the 2014 San Antonio Breast Cancer Symposium on Dec 9，2014

第4章 乳腺触诊成像影像学表现

1 触诊成像影像学指标

本书第三章，简要介绍了PI的影像学参数，共8个参数，与临床触诊（CBE）紧密关联。在中国医学科学院肿瘤医院和天津医科大学肿瘤医院影像诊断中心进行的临床课题中，进行了这些参数的对比研究，主要是与病理良恶性建立关系（表4-1、表4-2）。最后得出的结论是8个参数都有统计学意义，而这8个指标在诊断中按从主到次排列为：2D颜色，3D峰值，3D峰顶形态，3D形状，3D动态，2D动态，3D基底，2D形状。在读图诊断过程中，我们需要把一些指标进一步细分量化，从而使得诊断结果更加准确、具体化。

表4-1 中国医学科学院肿瘤医院临床对照数据

诊断参数	PI诊断参数对良恶性病变鉴别的价值		
	敏感性（%）	特异性（%）	P
3D峰形	44.5	60.6	0.498
3D峰值	80.7	48.5	0.000
3D基底形状	81.5	57.6	0.000
3D峰顶形态	85.7	34.8	0.001
3D动态	89.1	36.4	0.000
2D形态	68.9	40.9	0.179
2D动态	68.1	66.7	0.000
2D中心压力区颜色	79.8	51.5	0.000

表4-2 天津医科大学肿瘤医院临床对照数据

诊断参数	PI诊断参数对良恶性病变鉴别的价值				
	结果	恶性	良性	Spearman P	灵敏度（%）	特异度（%）
3D峰形	阳性	30.26	62.5	0.468	30.26	37.5
	阴性	69.74	37.5			
3D峰值	阳性	78.95	43.75	0.019	78.95	56.25
	阴性	21.05	56.25			
3D基底形状	阳性	73.68	53.13	0.007	73.68	46.88
	阴性	26.32	46.87			
3D动态	阳性	89.47	43.75	0.000	89.47	56.25
	阴性	10.53	56.25			
3D峰顶形状	阳性	94.74	28.13	0.001	94.74	71.88
	阴性	5.26	71.87			

续表

诊断参数	PI 诊断参数对良恶性病变鉴别的价值					
	结果	恶性	良性	Spearman P	灵敏度（%）	特异度（%）
2D 颜色	阳性	78.95	43.75	0.013	78.95	56.25
	阴性	21.05	56.25			
2D 形状	阳性	88.16	28.13	0.038	88.16	71.88
	阴性	11.84	71.87			
2D 动态	阳性	75	28.13	0.000	75	71.88
	阴性	25	71.87			

2D 颜色作为最重要指标，分为 5 级：黑色（病灶硬度大），红色（病灶硬度较大），橙色（病灶硬度一般），黄色（病灶硬度较小），浅蓝色（病灶硬度小），见图 4-1。

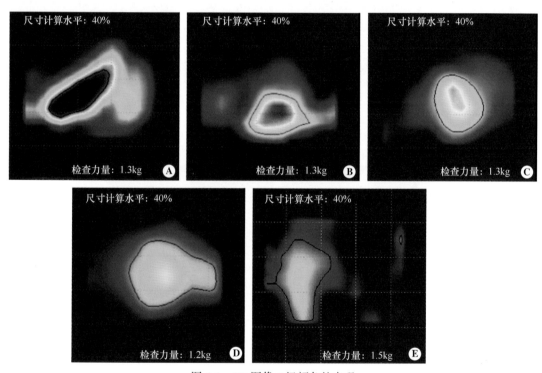

图 4-1 2D 图像 5 级颜色的表现

A. 2D 图像表现：黑色，提示病灶硬度大；B. 2D 图像表现：红色，提示病灶硬度较大；C. 2D 图像表现：橙色，提示病灶硬度一般；D. 2D 图像表现：黄色，提示病灶硬度较小；E. 2D 图像表现：浅蓝色，提示病灶硬度小

3D 峰值和 2D 颜色分级是一一对应的，峰值高（病灶硬度大），峰值较高（病灶硬度较大），峰值一般（病灶硬度一般），峰值较低（病灶硬度较小），峰值低（病灶硬度小），见图 4-2。

3D 峰顶形态分为 3 级：不规则（病灶表面不光滑），圆滑（病灶表面较光滑），尖（病灶表面光滑），不规则这一级进一步细分有分叶状、肩式结构、毛刺状等，见图 4-3。

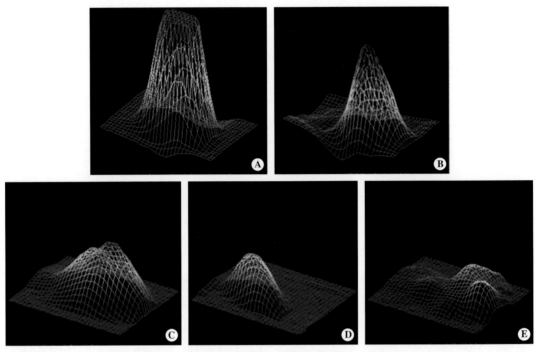

图 4-2　3D 图像 5 级峰值的表现

A. 3D 图像表现：峰值高，提示病灶硬度大；B. 3D 图像表现：峰值较高，提示病灶硬度较大；C. 3D 图像表现：峰值一般，提示病灶硬度一般；D. 3D 图像表现：峰值较低，提示病灶硬度较小；E. 3D 图像表现：峰值低，提示病灶硬度小

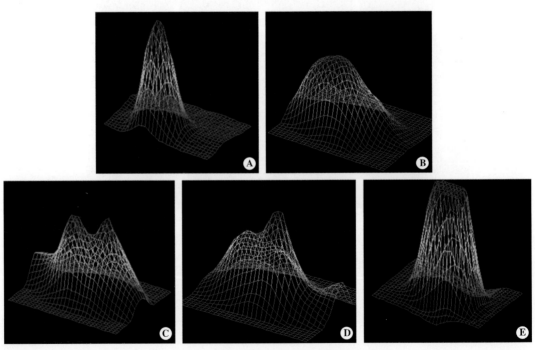

图 4-3　3D 图像 3 级峰顶形态的表现

A. 3D 图像表现：峰顶尖，提示病灶表面光滑；B. 3D 图像表现：峰顶圆滑，提示病灶表面较光滑；C. 3D 图像表现：峰顶分叶状，提示病灶表面不光滑；D. 3D 图像表现：峰顶肩式结构，提示病灶表面不光滑；E. 3D 图像表现：峰顶毛刺状，提示病灶表面不光滑

3D形状分为两级：多峰（病灶不规则），单峰（病灶规则），见图4-4。

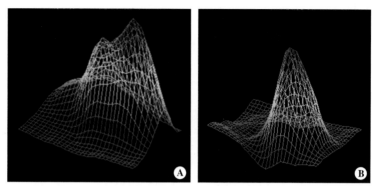

图4-4 3D图像2级形状分类的表现

A.3D图像表现：多峰，提示病灶不规则；B.3D图像表现：单峰，提示病灶规则

3D动态分为3级：基底位移明显（病灶活动度好），基底略有位移（病灶活动度一般），基底无位移（病灶活动度差），见图4-5。

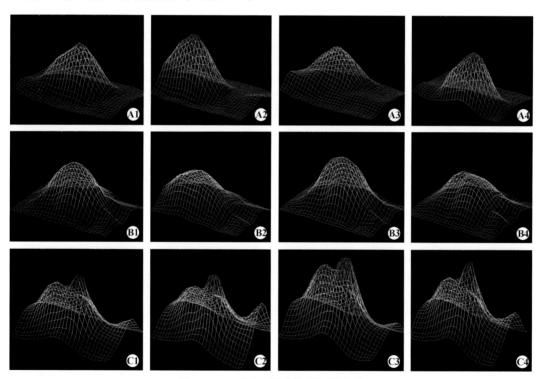

图4-5 3D动态3级分类的图像表现

A.3D图像动态分时截图（A1、A2、A3、A4），图像表现：基底位移明显，提示病灶活动度好；B.3D图像动态分时截图（B1、B2、B3、B4），图像表现：基底略有位移，提示病灶活动度一般；C.3D图像动态分时截图（C1、C2、C3、C4），图像表现：基底无位移，提示病灶活动度差

2D动态分为3级：颜色分布不均（病灶均质性差），颜色分布较均匀（病灶均质性一般），颜色分布均匀（病灶均质性好），见图4-6。

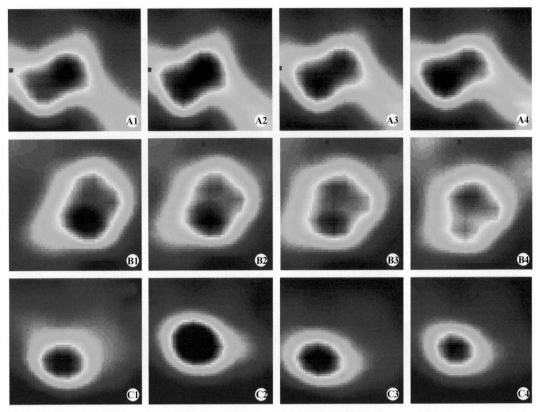

图 4-6　2D 动态 3 级分类的图像表现

A. 2D 图像动态分时截图（A1、A2、A3、A4），图像表现：颜色分布不均，提示病灶内部不均质；B. 2D 图像动态分时截图（B1、B2、B3、B4），图像表现：颜色分布较均，提示病灶内部均质性较好；C. 2D 图像动态分时截图（C1、C2、C3、C4），图像表现：颜色分布均匀，提示病灶内部均质性好

　　3D 基底分为 3 级：基底宽（病灶边界不清），基底一般（病灶边界较清），基底窄（病灶边界清楚），图 4-7。

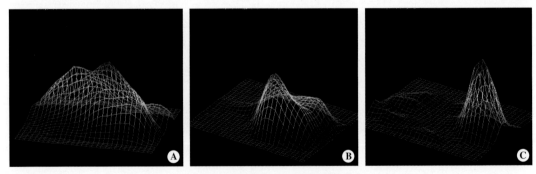

图 4-7　3D 图像的 3 级基底分类表现

A. 3D 图像表现：基底宽，提示病灶边界不清；B. 3D 图像表现：基底较宽，提示病灶边界较清；C.3D 图像表现：基底窄，提示病灶边界清楚

　　2D 形状分为 2 级：不规则（病灶截面不规则），规则（病灶截面规则），见图 4-8。

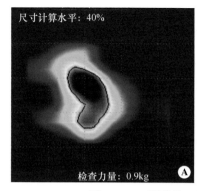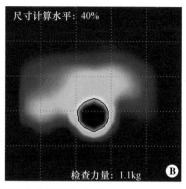

图 4-8　2D 图像的 2 级形状分类图像表现

A. 2D 图像表现：形状不规则，提示病灶截面不规则；B. 2D 图像表现：形状规则，提示病灶不规则

2 诊断评分标准及 BPI-RADS 分级

通过以上 8 个指标，在乳腺疾病诊断中，我们按主次之分依次对每个 3D 和 2D 图像进行打分。然后再根据分值进行分级，于是我们需要制定分级标准，类似于乳腺 X 线和超声的 BI-RADS（Breast Palpation Imaging-Reporting and Data System）分级。各参数具体分值如下：

2D 黑色 5 分，红色 4 分，橙色 3 分，黄色 2 分，浅蓝色 1 分；

3D 峰值高 5 分，较高 4 分，一般 3 分，较低 2 分，低 1 分；

3D 峰顶分叶状 / 肩式结构 / 毛刺状 5 分，圆滑形 3 分，尖 1 分；

3D 形状多峰 2 分，单峰 1 分；

3D 动态基底无位移 3 分，略有位移 2 分，位移明显 1 分；

2D 动态颜色不均 3 分，较均匀 2 分，均匀 1 分；

3D 基底宽 3 分，基底一般 2 分，基底窄 1 分；

2D 形状不规则 2 分，形状规则 1 分。

我们参照 BI-RADS 分级，结合 8 个参数的分值标准，再结合临床以及部分病例，初步制定出 PI 的影像诊断标准及 BPI-RADS 分级如下：

0 级，影像资料不全，需做进一步评估，建议结合其他影像检查方法或临床触诊（CBE）。

Ⅰ级，阴性，双乳（及腋下）未见异常。3D 图像及 2D 图像未见异常，建议随访。

Ⅱ级，考虑良性改变，包括生理期乳腺增生及普通型的轻度增生、脂肪瘤和急性乳腺炎、瘢痕组织等。3D 图像峰值低，峰顶尖或不尖，单峰或多峰，基底宽或窄，动态基底略有位移或位移明显，2D 图像颜色为浅蓝色，形状规则或不规则，动态颜色分布较均匀或均匀，建议定期随访（每年一次）。评分标准为 8 ～ 18 分区间。

Ⅲa 级，良性疾病可能（约 2% 恶性可能），包括普通型导管增生、导管扩张、血管瘤等。3D 图像峰值低或较低，峰顶尖或不尖，单峰或多峰，基底宽或窄，动态基底略有位移或位移明显，2D 图像颜色浅蓝色或黄色，形状规则或不规则，动态颜色分布较均匀或均匀，建议定期随访，但需缩短随访周期（如 3 ～ 6 个月一次）。评分标准为 8 ～ 20 分区间。

Ⅲ b 级，良性疾病可能（约 2% 恶性可能），包括硬化性腺病（增生结节和微钙化）、囊肿、导管内乳头状瘤、浆细胞乳腺炎、良性叶状瘤等。3D 图像峰值一般或较高，峰顶尖或不尖，单峰或多峰，基底宽或窄，动态基底略有位移或位移明显，2D 图像颜色橙色或红色，形状规则或不规则，动态颜色分布较均或均匀，建议定期随访，但需缩短随访周期（如 3～6 个月一次），或外科就诊。评分标准为 12～24 分区间。

Ⅲ c 级，良性疾病可能（约 2% 恶性可能），包括乳腺纤维腺瘤、脂肪坏死、异物性肉芽肿（注射假体）、脓肿等。3D 图像峰值高，峰顶尖，单峰，基底一般或窄，动态基底略有位移或位移明显，2D 图像颜色黑色，圆或椭圆形，动态颜色分布较均或均匀，建议外科就诊。评分标准为 16～19 分区间。

Ⅳ a 级，低度可疑恶性。3D 图像峰值较高，峰顶圆滑，多峰，基底一般或宽，动态基底略有位移或位移明显，2D 图像颜色红色，形状不规则，动态颜色分布较均或均匀，建议穿刺活检，结果良性建议随访。评分标准为 19～22 分区间。

Ⅳ b 级，中度可疑恶性，主要包括非典型增生等。图像分两种亚型，3D 峰值高，峰顶圆滑，单峰，基底一般或窄，动态基底略有位移或位移明显，2D 图像颜色黑色，形状圆或椭圆形，动态颜色分布较均或均匀（18～23 分）；3D 峰值较高，峰顶分叶状或肩式结构，多峰，基底较宽，动态基底略有位移或位移明显，2D 图像颜色红色，花生壳状或不规则，动态颜色分布均匀或较均，建议穿刺活检，若为乳头状瘤建议切检（21～23 分）。评分标准为 18～23 分区间。

Ⅳ c 级，非典型恶性特征，主要是一些发病率不高的癌，包括黏液癌、髓样癌、小管癌等。3D 图像峰值高，峰顶圆滑，单峰，基底宽或较宽，动态基底略有位移或无位移，2D 图像颜色黑色，圆或椭圆形状，动态颜色分布不均或较均，建议活检。病理医师对此类组织取材应谨慎，若良性应短期随访。评分标准为 21～24 分区间。

Ⅴ 级，高度怀疑为恶性（95% 以上为恶性），主要包括大部分浸润性癌、导管内癌、炎性乳癌、恶性叶状瘤等。3D 图像峰值高，峰顶毛刺状 / 分叶状 / 肩式结构，多峰，基底宽，动态基底无位移，2D 图像颜色黑色，形状不规则，动态颜色分布不均，需要手术切除活检及恰当处理。评分标准为 28 分。

Ⅵ 级，已经进行病理活检证实为恶性，手术或其他治疗。

PI 的 8 个影像指标评分标准主要侧重于判断病灶的良恶性。

8～18 分（不包括 18 分），良性；

18～21 分（不包括 21 分），良性可能性大，不排除恶性；

21～24 分（包括 24 分），恶性可能性大，不排除良性；

24～28 分，高度怀疑恶性。

评分机制使 PI 判断病灶性质更简单、直观、客观，再结合 BPI-RADS 分级，使 PI 影像诊断无论从影像特征结合病理特点，还是从参数特点结合量化规范，对乳腺疾病的诊断更加准确、客观、简单、自信，同时也避免了一些常见的风险。

需要强调的是，与任何物理检查方法一样，PI 只能作为乳腺检查的辅助诊断，我们只提供病灶的倾向性判断，只有病理报告才是最终的诊断结果。

上述诊断标准及评分机制，需要通过大量的临床病例去验证、修订和完善。在下文中将提供部分临床机构的病例，以供学习参考。

第 5 章　乳腺触诊成像诊断图谱及典型病例

世界卫生组织（WHO）对于乳腺恶性肿瘤的组织学分类和分级一直沿用至今，在此期间，经过几次修改，对于浸润性乳腺癌的分型更加细化，而且已明确某些组织学类型与预后相关。

最新的 DuPont Page Rogers 组织学分类得到了美国病理医师学会的一致支持。乳腺良性病变（benign breast disorder，BBD）如果从病理学评价角度去阐述，主要取决于其与乳腺癌的危险性，按这个去划分，主要包括非增生性病变、不伴有非典型性的增生性病变、非典型性增生三类。最新研究提示，诸如纤维囊性变、慢性囊性乳腺炎和乳腺结构不良这类名称无临床意义，因为它们是一组异质性疾病过程，有些是生理性的，有些是病理性的，癌变的风险差异很大。非增生性病变包括囊肿、乳头状大汗腺化生、上皮相关的钙化和普通型的轻度增生；不伴有非典型的增生性病变包括普通型导管增生（也称为普通型中度或重度增生）、导管内乳头状瘤、硬化性腺病和放射性瘢痕，纤维腺瘤也归于这一类增生性病变。这类人群患乳腺癌的危险度轻度增加，比普通人群高 1.5 ~ 2.0 倍；非典型增生是乳腺的一种增生性病变，具有原位癌的某些特点（不是全部），可以分为非典型导管增生和非典型小叶增生。这类人群发生乳腺癌的危险性明显增加，大约是普通人群的 3.5 ~ 5.0 倍[1]。

按病因和异常程度，对于 BBD 的分类，我国采用乳腺肥大，类瘤疾病、乳腺增生性病变、癌前病变，乳腺良性肿瘤三大类。国外按临床特征将 BBD 分为六大类：乳腺生理性肿胀和触痛、乳腺结节、乳腺痛、乳腺显著肿块、乳头溢液和乳腺感染[2]。

如果根据病因和病理，目前临床上常见的 BBD 主要包括乳腺增生性病变、乳腺炎症性病变和乳腺良性肿瘤。本书中按此分类来对乳腺触诊成像（breast palpation imaging）的部分典型病理进行分类，并提供部分典型图谱，以供大家学习参考使用。

1 乳腺增生性病变

乳腺增生性（cyclomastopathy）病变的命名十分混乱，从 1892 年开始，相继有欣美布什病、慢性囊性乳腺炎、乳腺上皮增殖症、乳腺腺病、纤维囊性病、囊性增生症、乳腺小叶增生症、乳腺结构不良、乳腺纤维囊性变等 10 个以上名称，本病实质上是腺体过度增生或复旧不全，现在临床常称作乳腺增生症。目前，乳腺增生的病因尚未完全明了，所以其分类也欠规范。乳腺增生病从临床习惯及治疗方面出发，基本可分为乳痛症、乳腺腺病和乳腺纤维囊性腺病等。

乳痛症，女性最常见的一种症状，即生理性肿胀和触痛，乳痛症又可分为周期性和非周期性两类。周期性乳房疼痛患者约占 93%，多发在月经前 2 ~ 3 天，乳房内会有小结节，多位于外上象限，双侧疼痛，可放射至腋下及上臂，月经后消失，这是一种正常现象。非周期性乳房疼痛患者约占 27%，与月经周期无明显关系，所以也可发生于绝经后女性。非周期性乳房疼痛往往表现为无结节，位置比较固定的非双侧乳房疼痛。

乳痛症的 PI 图像表现：周期性疼痛表现为外上象限对称性结节，3D 峰值一般或较高，峰顶不尖，基底一般或较宽，动态活动度一般或较好，2D 颜色橙色或红色，形态不规则（图 5-1）。

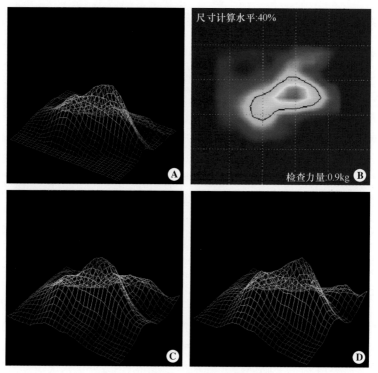

图 5-1　周期性乳痛的 PI 图像表现

A. 3D 峰值较高，峰顶钝，基底较宽；B. 2D 颜色红色，形态不规则；C、D.3D 动态活动度一般

非周期性疼痛 PI 图像往往表现为阴性，如果是阳性，3D 峰值一般为低或较低，峰顶不尖，2D 颜色浅蓝色或橙色，形态不规则（图 5-2）。

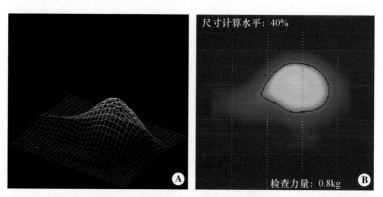

图 5-2　非周期性乳痛的 PI 图像表现

A. 3D 图像表现：峰值低，峰顶圆钝；B. 2D 图像表现：颜色浅蓝色，形态不规则

乳腺腺病介于乳痛症和纤维囊性腺病之间，以年轻妇女多见。大多位于一侧外上象限，也可累及双侧。根据发展阶段和组织学形态，可分为小叶增生型、纤维腺病型和纤维化型（硬化性腺病）三类。小叶增生型和纤维腺病型主要是上皮细胞和管泡上皮增生，

间质和纤维组织不增生或略有增生，所以往往呈无肿块的局限性增厚。而硬化性腺病的特点是间质内纤维组织过度增生，很多正常细胞萎缩消失，形成多发性微小囊肿，有时出现明显肿块，并且有微钙化存在。另有一种硬化性腺病是由增生的管泡和纤维化共同组成界限稍分明的实性肿块，称为乳腺腺病瘤，发病率约为 2%。

乳腺腺病的 PI 图像表现：小叶增生型和纤维腺病型大都表现为单侧外上象限腺体增厚，偶有双侧。3D 峰值一般为低或较低，峰顶不尖，基底较宽或宽，2D 颜色浅蓝色或黄色，形态不规则（图 5-3）。

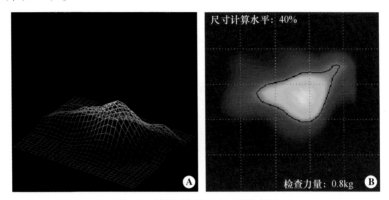

图 5-3　乳腺腺病的 PI 图像表现

A. 3D 图像表现：峰值较低，峰顶钝，基底宽；B. 2D 图像表现：颜色黄色，形态不规则

硬化性腺病往往表现为肿块，伴有微钙化。3D 峰值较高，峰顶不尖，动态活动度一般或较好，2D 颜色大部分呈红色，中间略呈黑色，形态不规则，动态颜色分布不均，为微钙化所致（图 5-4）。

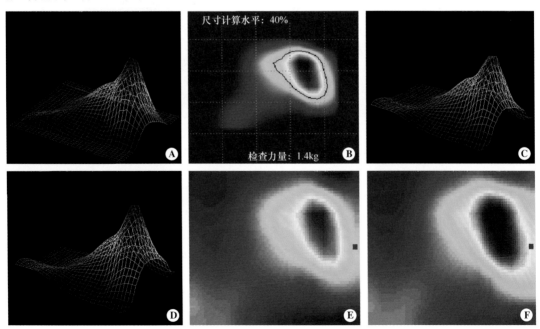

图 5-4　硬化性腺病的 PI 图像表现

A. 3D 图像表现：峰值较高，峰顶钝；B. 2D 图像表现：呈红色，中间略呈黑色，微钙化所致，形态不规则；C、D. 3D 动态表现：活动度一般；E、F. 2D 动态表现：颜色分布不均

　　纤维囊性腺病也称为导管增生性病变，WHO 按其进一步发展为浸润性癌的风险系数不同，分为普通型导管上皮增生、平坦上皮非典型增生、非典型导管上皮增生、大汗腺化生四种。非典型导管上皮增生恶变的可能性为 3.7% ～ 22%，是重点需要关注的。纤维囊性腺病为病理性乳腺增生期，早期可有乳房疼痛，常无周期性，乳腺内表现为局限性或弥漫性腺体增厚。局限性者常形成假性肿块，弥漫性者多发生在小而扁平的乳房，整个乳房质韧，结节状。由于乳腺小叶小管和末梢导管的高度扩张，形成大小不等的囊肿，同时可有乳头溢液的表现。纤维囊性腺病可以有导管扩张、囊肿（多发）、上皮瘤样增生等改变 [3]。

　　所以，对于纤维囊性腺病 PI 的图像大致有三种类型。导管扩张的 PI 图像表现为 3D 峰值低或较低，峰顶分叶状，基底较宽或宽，多峰，动态活动度一般或较好，2D 呈浅蓝色或黄色，不规则，花生壳状居多（图 5-5）。

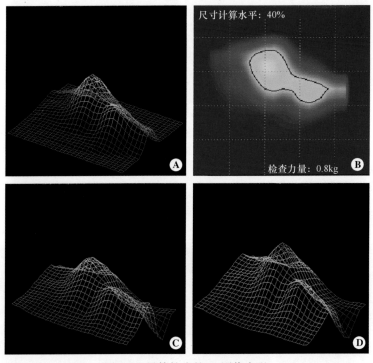

图 5-5　导管扩张的 PI 图像表现

A. 3D 图像表现：峰值低，峰顶分叶状，基底宽，多峰；B. 2D 图像表现：黄色花生壳状，不规则；C、D. 3D 动态表现：活动度一般

　　囊肿的 PI 图像往往表现为 3D 单峰，峰顶尖，基底一般或较窄，动态活动度一般或较好，2D 颜色出现红色和橙色的情况较多（图 5-6），10mm 以下的小囊肿，2D 颜色一般为黄色或浅蓝色（图 5-7），10mm 以上的囊肿由于其囊内压力高，探头加压时表现出其应力也很高，偶尔也会出现黑色，形状规则（图 5-8）。

　　上皮瘤样增生主要是扩张导管或囊肿上皮不同程度增生，囊肿上皮增生进一步发展成恶性的风险程度很小，而导管扩张进一步发展的瘤样增生，需要特别注意，其发展成恶性的风险是比较高的。对于扩张导管瘤样增生，PI 图像 3D 和 2D 形态和导管扩张类似，只是在硬度、活动度、均质性方面会更接近于恶性特征（图 5-9）。

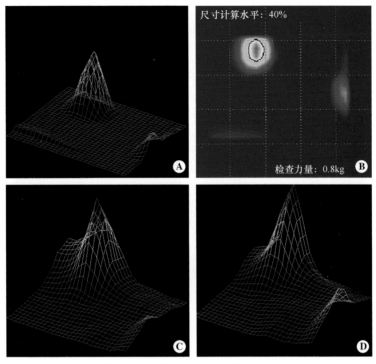

图 5-6　大部分囊肿的 PI 图像表现

A. 3D 图像表现：峰值较高，单峰，峰顶尖，基底较窄；B. 2D 图像表现：呈红色，形态规则；C、D. 3D 动态表现：活动度一般

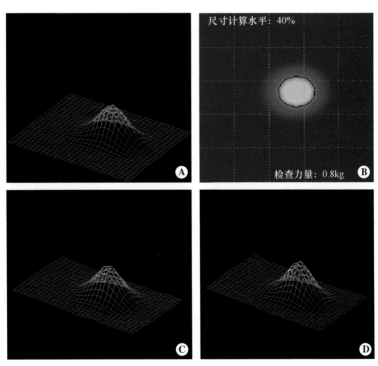

图 5-7　10mm 以下的小囊肿 PI 图像表现

A. 3D 图像表现：峰值低，峰顶尖，基底较窄，单峰；B. 2D 图像表现：呈浅蓝色，形态规则；C、D. 3D 动态表现：活动度一般

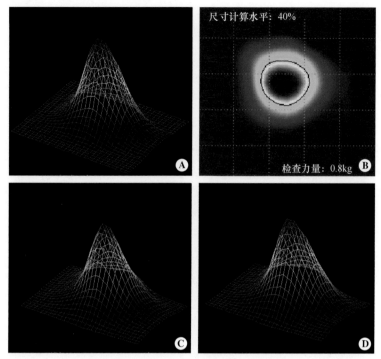

图 5-8 10mm 以上的囊肿 PI 图像表现

A. 3D 图像表现：峰值高，峰顶尖，基底较宽，单峰；B. 2D 图像表现：颜色较大范围红色，中间出现小范围黑色，形态规则；
C、D. 3D 动态表现：活动度一般

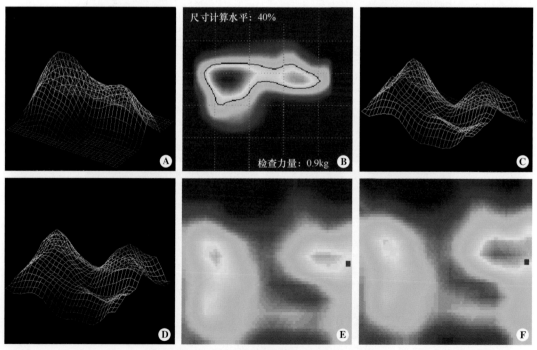

图 5-9 导管上皮瘤样增生的 PI 图像表现

A. 3D 图像表现：峰值较高，峰顶呈分叶状，多峰，基底宽；B. 2D 图像表现：呈红色，中间略呈黑色，形态不规则；
C、D. 3D 动态表现：活动度差；E、F. 2D 动态表现：回放均质性略差

乳腺增生性病变的 PI 图像诊断要注意其进一步发展成恶性的风险程度，以上几种类型的图像除导管上皮瘤样增生（图 5-9）外都是恶变概率很低的乳腺增生性病变。特别要注意硬化性腺病的 PI 图像和乳腺癌的鉴别诊断，尽量避免假阳性出现。

病例 1

现病史：女性，33 岁，右乳无痛肿物 3 年。

超声提示：右乳内侧皮肤层增厚，建议结合临床。双乳腺体增生，右乳含囊性增生成分。

乳腺 X 线检查提示：双乳未见异常。

MRI 提示：双乳腺体增生（含囊性增生成分），右乳内侧皮肤局限增厚，请结合临床情况。

PI 提示：3D 单峰，峰值较高，峰顶尖，基底一般，动态活动度一般，2D 呈红色，中心略呈黑色。考虑囊肿可能（图 5-10）。

病理结果：双侧乳腺囊性增生病。

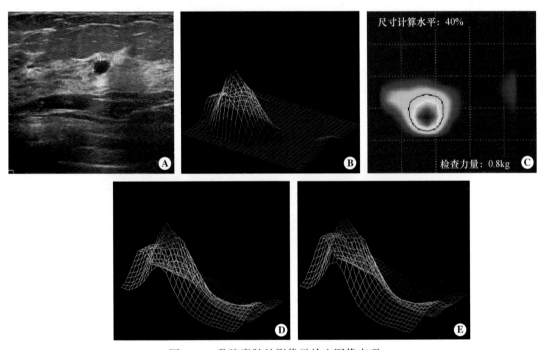

图 5-10　乳腺囊肿的影像学检查图像表现

A. 超声提示：右乳内侧皮肤层稍增厚，厚度 0.4cm。右乳外上可见 0.6cm×0.4cm 囊性无回声结节，边界清楚，规则，后壁回声稍强，未见明显血流信号；

PI 图像表现：B. 3D 图像表现：单峰，峰值较高，峰顶尖，基底一般；C. 2D 图像表现：呈红色，中心略呈黑色；D、E. 3D 动态表现：活动度一般

病例 2

现病史：女性，42 岁，1 个月前无意中发现右乳一肿块，直径约 2cm 大小，无局部红肿痛等不适。

超声提示：双乳符合小叶增生声像图伴右乳上方不均质团块（乳腺病团块？），右乳外上小结节（良性可能）。

乳腺 X 线检查提示：右乳内上斑块状致密影，并见多发成簇状钙化灶，考虑良性病变可能大，BI-RADS：3。

MRI 提示：右乳上方团块状异常信号灶，考虑增生，BI-RADS：3。

PI 提示：3D 多峰，峰值较高，峰顶分叶状，基底宽，动态活动度差，2D 呈红色花生壳状，中间略呈黑色，可能有钙化，动态颜色分布欠均。考虑导管内病变，不排除恶性可能（图 5-11）。

病理结果：高级别导管原位癌，部分区域有浸润。

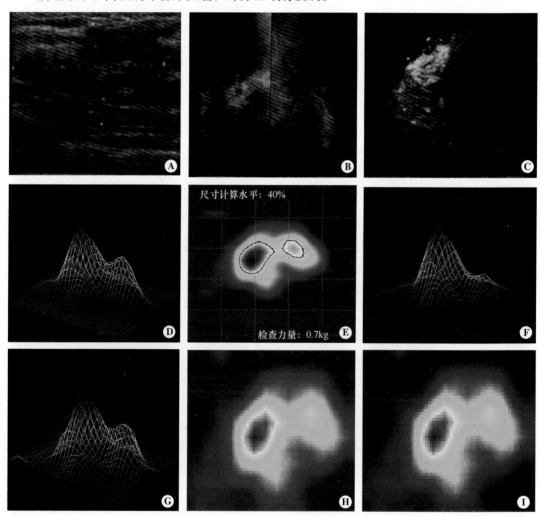

图 5-11　导管内病变的影像学检查图像

A. 超声提示：右乳上方探及低回声团块，边界不清，范围约为 3cm×1.2cm×1.5cm，内部回声欠均匀，其外侧另探及低回声 0.6cm×0.7cm，边界尚清，形态尚规则；B. 乳腺 X 线检查提示：右乳内上斑块状致密影，并见多发成簇状钙化灶；C. 乳腺 MRI 提示：右乳上方团状异常信号灶，边界欠清，增强后轻度强化，未见明显毛刺；

PI 图像表现：D. 3D 图像表现：多峰，峰值较高，峰顶分叶状，基底宽；E. 2D 图像表现：呈红色花生壳状，中间略呈黑色，可能有钙化；F、G. 3D 动态表现：活动度差；H、I. 2D 动态表现：颜色分布欠均

2 乳腺炎症性病变

乳腺炎主要分为哺乳期乳腺炎和非哺乳期乳腺炎以及乳腺结核等其他类型的乳腺炎，

其中以哺乳期乳腺炎最为常见。

　　哺乳期乳腺炎多见于产后 2～6 周及 6 个月后的婴儿萌牙期，尤其是初产妇更为多见。大部分患者有乳头损伤、皲裂或积乳等病史，并伴有红、肿、热、痛的临床症状。病理改变为软组织急性化脓性炎症。早期切面界限不清楚，质地软，进一步发展，局部组织坏死，形成大小不一的化脓灶并液化，形成乳腺脓肿[4]。

　　对于化脓性乳腺炎早期，PI 图像往往表现为 3D 多峰，峰值低或较低，峰顶呈圆钝（多岛状），基底宽或较宽，动态活动度一般或差，2D 颜色呈浅蓝色或黄色，形状不规则，有时呈梅花状。但到了晚期，形成乳腺脓肿后，其图像往往和大囊肿类似，很难区分开来。哺乳期乳腺炎的 PI 诊断需要结合临床或其他检查来鉴别诊断（图 5-12）。

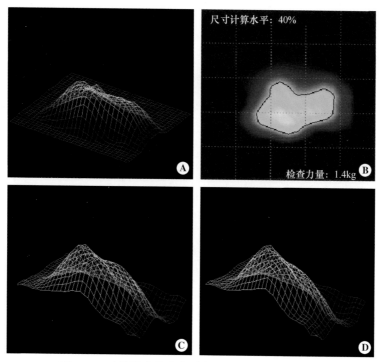

图 5-12　哺乳期乳腺炎未形成脓肿前的 PI 图像表现

A. 3D 图像表现：多峰，峰值较低，峰顶圆钝，基底宽；B. 2D 图像表现：呈黄色，不规则；C、D. 3D 动态表现：回放活动度差

　　非哺乳期乳腺炎最常见的是导管周围乳腺炎（periductal mastitis，PDM）和肉芽肿性乳腺炎（granulomatous mastitis，GM）。

　　导管周围乳腺炎（PDM）是乳头下输乳导管窦变形和扩张引起的一种非哺乳期非特异性炎症，易复发，也称为乳腺导管扩张症和浆细胞性乳腺炎。其病理过程主要表现为乳晕下肿块，炎症反应进一步扩散至末梢导管，发展为瘘管或窦道。后期病变导管壁增厚，纤维化透明变性，导管周围出现脂肪坏死及大量浆细胞浸润，故称为浆细胞性乳腺炎。最后可引起乳头内陷。PDM 临床表现主要表现为肿块、乳头溢液、疼痛、乳腺瘘或窦道。

　　对于肿块型的 PDM，其 PI 图像往往表现为 3D 多峰，峰值较高或一般，峰顶圆钝（多岛状）或分叶状，基底宽或较宽，动态回放活动度一般或差，2D 颜色呈红色或橙色，形状不规则，有时可看到梅花状或花生壳状（图 5-13）。所以，有时需要和导管内良性肿瘤鉴别，结合临床表现和其他检查方法。

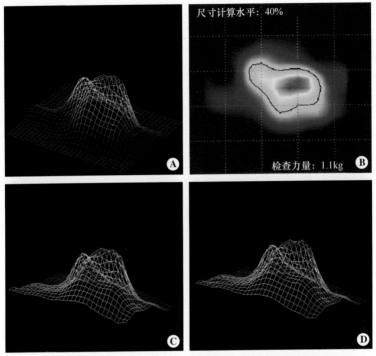

图 5-13 浆细胞乳腺炎形成肿块后的 PI 图像表现

A. 3D 图像表现：多峰，峰值较高，峰顶圆钝，基底较宽；B. 2D 图像表现：呈红色梅花状；C、D. 3D 动态表现：回放活动度差

肉芽肿性乳腺炎（GM）是一种少见的局限于乳腺小叶的良性肉芽肿性病变。GM 的位置主要在小叶旁而不是导管周围，好发于已婚、哺乳妇女，于回乳后短时期内发病。病变常位于单侧，以乳腺外周部位特别是外上象限为多。肿块质硬，边界不清，可与皮肤或周围组织粘连，伴同侧腋窝淋巴结肿大，无痛或微痛，皮肤不红或微红，很少有恶寒、发热等全身症状。病程短，常见短期内迅速增大，治疗不当反复发作。所以，本病误诊率较高，主要与乳腺癌鉴别。

GM 的 PI 图像往往特征性表现不突出，3D 峰值高或较高，峰顶圆钝（多岛状），基底宽，动态回放活动度差，2D 呈黑色或红色，不规则（图 5-14）。

其他类型的乳腺炎主要还有乳腺结核等，也主要表现为乳房肿块、腋窝淋巴结肿大、乳房疼痛肿胀、局灶化脓感染和窦道，但其发病率约为 0.1%，PI 图像目前无大样本数据。

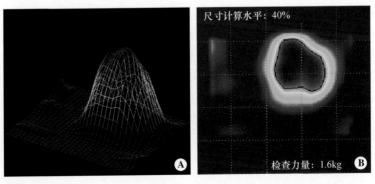

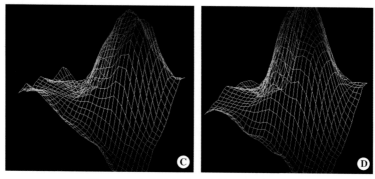

图 5-14　肉芽肿性乳腺炎的 PI 图像表现

肉芽肿性乳腺炎和乳腺癌图像难区分；A. 3D 图像表现：多峰，峰值高，峰顶圆钝，基底宽；B. 2D 图像表现：呈黑色梅花状；C、D. 3D 动态表现：回放活动度差

病例 3

现病史：女性，53 岁，发现左乳肿块 3 个月，有压痛。

超声提示：左乳腺外侧实质占位，恶性可能，BI-RADS：4b。

乳腺 X 线检查提示：左乳外上致密影，不除外恶性病变可能，BI-RADS：4b。

PI 提示：3D 多峰，峰值较高，峰顶呈多岛状，基底宽，动态回放活动度一般，2D 颜色呈红色，中心略呈黑色，考虑有钙化，形状为梅花状。考虑乳腺炎，恶性不除外（图 5-15）。

病理结果：慢性肉芽肿性炎症伴中性粒细胞浸润。

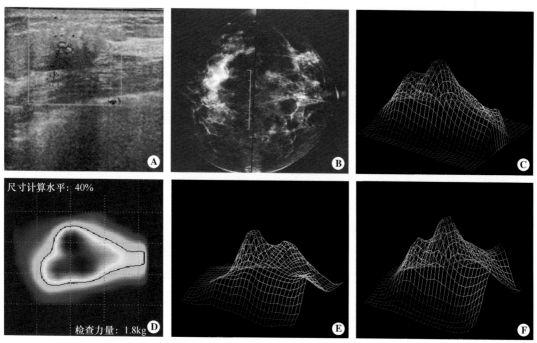

图 5-15　肉芽肿性乳腺炎的影像学检查图像表现

A. 超声提示：左乳外侧探及中等回声，大小 25mm×12mm×22mm，边界不清，周围组织水肿，内部见条状血流；B. 乳腺 X 线检查提示：左乳外上可见致密影，边缘毛糙，邻近皮肤略增厚，两侧腺体内散在少量浅淡的钙化灶；

PI 图像表现：C. 3D 图像表现：多峰，峰值较高，峰顶多岛状，基底宽；D. 2D 图像表现：呈红色，中心略呈黑色，形状为梅花状；E、F. 3D 动态回放：活动度一般

病例 4

现病史：女性，51 岁。右乳肿物伴红、肿、痛 1 周余，不伴发热。

超声提示：考虑右乳炎性病变可能性大。

乳腺 X 线检查提示：右乳表现建议正规抗炎症治疗 1 周后复查，以除外炎性乳腺癌可能。

PI 提示：3D 多峰，峰值较低，峰顶呈多岛状，基底宽，动态活动度一般，2D 颜色呈黄色，花生壳状。考虑乳腺炎性病变（图 5-16）。

病理结果：慢性炎症。

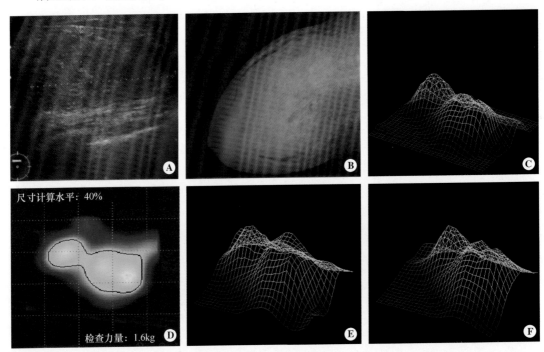

图 5-16　乳腺炎症性病变的影像学检查图像

A. 乳腺超声图像表现；B. 乳腺 X 线图像表现；

PI 图像表现：C. 3D 图像表现：多峰，峰值较低，峰顶呈多岛状，基底宽；D. 2D 图像表现：呈黄色花生壳状；E、F. 3D 动态表现：活动度一般。

　　乳腺炎症性病变的 PI 图像主要在 3D 峰顶和 2D 形状方面有较典型表现，3D 峰顶往往呈现多岛状，2D 呈梅花状或花生壳状。但对于浆细胞性乳腺炎和肉芽肿性乳腺炎，坏死组织往往会造成钙化，这时 2D 颜色往往会出现黑色，容易和乳腺癌或炎性乳癌混淆，需要结合临床表现和其他检查方法鉴别诊断。

3 乳腺良性肿瘤

　　乳腺良性肿瘤中最常见的是乳腺纤维腺瘤和导管内乳头状瘤，其他良性肿瘤如错构瘤、脂肪瘤等都比较少见，还有其他如乳腺血管瘤、乳腺淋巴管瘤等则更少见。

　　乳腺纤维腺瘤是上皮成分纤维化的一种良性肿瘤，好发于青年女性。临床上多表现为圆形、质韧实、边界清楚、表面光滑、无压痛、可活动的肿块。肿瘤如果不加处理，逐步会长到 2 ～ 3cm，这一增长过程可能持续 5 年时间。纤维腺瘤可根据大小分为三类：①普通型，瘤体直径在 3cm 以内。②青春型，发生于青少年，增长很快，大小可达到对侧乳房的 2 ～ 4 倍。③巨大纤维腺瘤，瘤体大于 5cm，大者可占据全乳，肿瘤可呈分叶状改变。

　　乳腺纤维腺瘤的 PI 图像大致分两种，一种就是直径在 3cm 以下的（探头可覆盖）；另一种就是巨大纤维腺瘤。

　　普通型直径 3cm 以下的纤维腺瘤，PI 图像往往比较典型，3D 单峰，峰值高，峰顶尖，基底窄或较窄，动态活动度好或较好，2D 呈黑色，圆形或椭圆形，动态颜色分布均匀（图 5-17）。

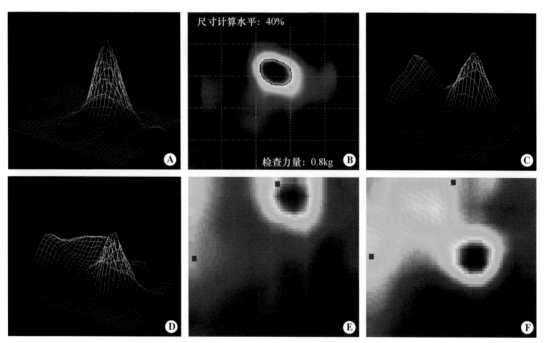

图 5-17　3cm 以下的乳腺纤维腺瘤的 PI 图像表现

A. 3D 图像表现：单峰，峰值高，峰顶尖，基底窄；B.2D 图像表现：颜色呈黑色，形态规则；C、D. 3D 动态表现：活动度好；E、F. 2D 动态回放：颜色均匀分布

　　巨大纤维腺瘤，由于其大小直径一般在 5cm 以上，超过了 PI 探头面积，探头无法覆盖整个病灶，所以必须保证操作手法的精准性（详见第三章乳腺触诊成像 11.2）。巨大纤维腺瘤由于体积大，甚至占据整个乳腺，所以其活动性较差，而且有时会出现分叶状，需要和部分乳腺癌、良性叶状肿瘤等鉴别诊断。PI 只能得到病灶局部图像，3D 单峰，峰值高，峰顶尖或分叶状，基底宽或较宽，动态活动度一般或较好，2D 颜色呈黑色，动态颜色分布均匀（图 5-18、图 5-19）。

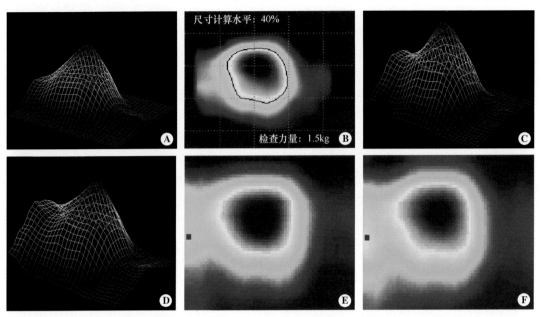

图 5-18　巨大纤维腺瘤局灶的 PI 图像表现

A. 3D 图像表现：单峰，峰值高，峰顶略尖，基底宽；B. 2D 图像表现：颜色呈黑色，形态较规则；C、D. 3D 动态表现：活动度一般；E、F. 2D 动态回放：颜色分布均匀

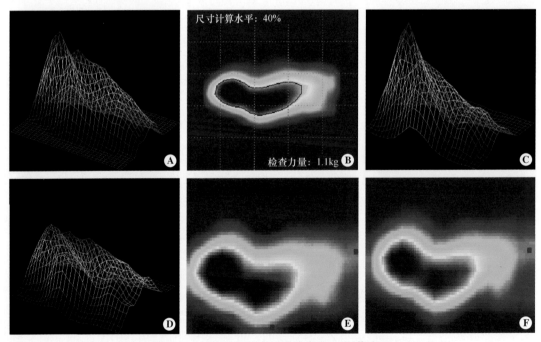

图 5-19　分叶状的巨大纤维腺瘤的 PI 图像表现

A. 3D 图像表现：多峰，峰值高，峰顶分叶状，基底宽；B. 2D 图像表现：颜色呈黑色，不规则；C、D. 3D 动态回放：活动度一般；E、F. 2D 动态回放：颜色分布均匀

病例 5

现病史：女性，38 岁，左乳肿物发现 1 年，不伴疼痛及其他不适。

超声提示：左乳外上肿物，考虑腺纤维瘤（BI-RADS：3）。

乳腺 X 线检查提示：双侧致密型乳腺，建议结合其他检查。

MRI 提示：左乳外上良性肿物：纤维腺瘤。

PI 提示：3D 单峰，峰值高，峰顶尖，基底较窄，动态活动度一般，2D 颜色呈黑色，形状规则，动态回放颜色分布均匀（图 5-20）。

病理结果：（左）乳腺腺纤维瘤，腺病。

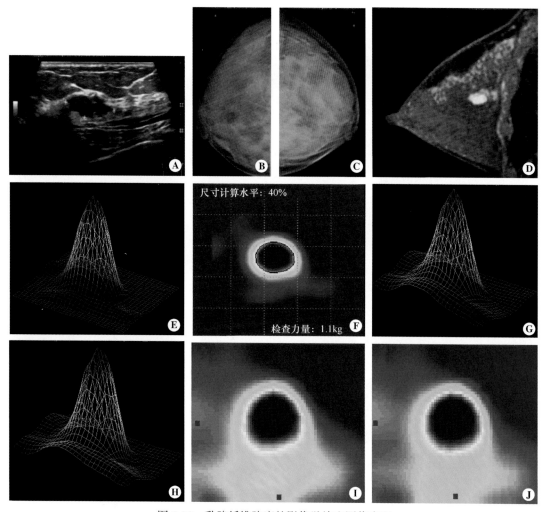

图 5-20　乳腺纤维腺瘤的影像学检查图像表现

A. 超声图像表现：左乳外上可见 0.8cm×0.6cm 低回声反射区，边界清，形态尚规则，内部回声均匀，后方回声增强。左乳外侧及右乳内上分别可见 0.6cm×0.4cm 及 0.6cm×0.3cm 弱回声结节，界清，形态规则，未见明显血流信号；B、C. 乳腺 X 线检查图像表现；D. 乳腺 MRI 检查图像表现；

PI 图像表现：E. 3D 图像表现：单峰，峰值高，峰顶尖，基底较窄；F. 2D 图像表现：颜色黑色，形状规则；G、H. 3D 动态表现：活动度一般；I、J. 2D 动态回放：颜色分布均匀

病例 6

现病史：女性，48 岁，左乳肿物发现 1 个月余，不伴疼痛及其他不适。

超声提示：左乳实性肿物，考虑纤维腺瘤可能，恶性不除外。

乳腺 X 线检查提示：左乳良性肿物可能性大，乳腺癌不完全除外。

MRI 提示：左乳肿物：纤维腺瘤。

PI 提示：3D 多峰，峰值高，峰顶分叶状，基底宽，动态活动度一般，2D 颜色呈黑色，形状不规则，动态回放颜色均匀。考虑恶性可能，请结合临床（图 5-21）。

病理结果：手术标本见肿物呈分叶状，膨胀性生长，有包膜，质地硬，边界清楚。纤维腺瘤伴黏液性变性。

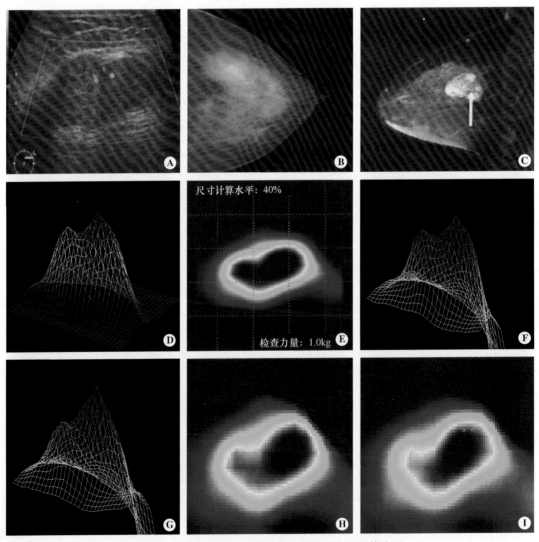

图 5-21 分叶状巨大纤维腺瘤的影像学检查图像表现

A. 乳腺超声图像表现；B. 乳腺 X 线图像表现；C. 乳腺 MRI 图像表现；

PI 图像表现：D.3D 图像表现：多峰，峰值高，峰顶分叶状，基底宽；E.2D 图像表现：颜色呈黑色，形状不规则；F、G. 3D 动态表现：活动度一般；H、I. 2D 动态回放：颜色均匀

　　乳腺纤维腺瘤通常情况下 PI 图像很典型，而且操作者可明显感到活动度非常好，再结合临床，很容易诊断。但对于巨大纤维腺瘤，由于部分是有分叶的，而且活动度较差，边界也不是很清楚，所以很容易跟恶性叶状肿瘤混淆，超声和乳腺 X 线检查也不例外，所以要结合 MRI 或穿刺等手段来进一步确认。

　　乳腺导管内乳头状瘤（intraductal papilloma，IP）是发生于乳腺导管上皮的良性肿瘤。大部分临床以单侧血性或浆液性乳头溢液为常见症状，很少能触及肿块。其癌变率为 5% ～ 33%，国内为 15%。

　　导管内乳头状瘤 PI 图像往往表现为 3D 多峰，峰顶分叶状，峰值较高或一般，基底宽或较宽，动态活动度一般，2D 颜色呈红色或橙色，形状为花生壳状（图 5-22）。

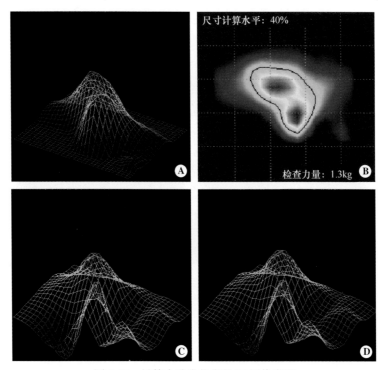

图 5-22　导管内乳头状瘤的 PI 图像表现

A.3D 图像表现：多峰，峰值较高，峰顶分叶状，基底宽；B.2D 图像表现：颜色呈红色，形状为花生壳状；C、D. 3D 动态回放：活动度较差

病例 7

　　现病史：女性，62 岁，左乳头血性溢液 2 周余。

　　超声提示：左乳肿物，考虑导管导管内乳头状肿瘤，鉴于肿物边缘呈锯齿状，可疑恶性（BI-RADS：4b）。

　　乳腺 X 线检查提示：双乳腺体增生。

　　MRI 提示：1. 左乳外上方肿物（大小约 1.6cm×1.2cm×1.4cm），考虑乳腺癌。2. 左乳晕下大导管扩张，并考虑伴多发乳头状瘤（较大者位于左乳稍外下方，直径约 0.6cm），定期随诊复查。

　　PI 提示：3D 多峰，峰值较高，峰顶分叶状，基底宽，动态活动度一般，2D 呈红色花生壳状，考虑导管内病变，良性可能性大（图 5-23）。

病理结果：（左乳腺）导管内乳头状瘤（外上）；导管内乳头状瘤伴大汗腺化生，导管上皮增生（乳晕区外下）。

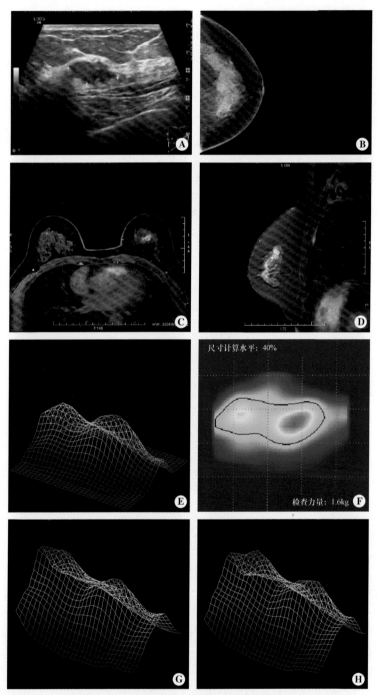

图 5-23　导管内乳头状瘤的影像学检查表现

A. 超声图像表现：左乳外上可见 2.2cm×0.9cm 低回声反射区，边界欠清，呈锯齿状，形态不规则，内部回声不均匀，后方回声增强，CDFI：可见粗大丰富血流信号。弹性评分：3；B. 乳腺 X 线图像表现；C、D. 乳腺 MRI 图像表现；PI 图像表现：E.3D 图像表现：多峰，峰值较高，峰顶分叶状，基底宽；F.2D 图像表现：呈红色，形状为花生壳状；G、H. 3D 动态回放：活动度一般

乳腺导管内乳头状瘤和导管上皮瘤样增生的 PI 图像很难区分，需要通过其他检查手段或者细胞学检查来进行鉴别诊断。

乳腺错构瘤是一种稀疏的局限性乳腺病变，直径一般为 2～4cm，是由混合不同数量纤维、脂肪组织及乳腺导管和小叶构成。其临床特点是肿块生长慢、局限、边界清、活动度好、与周围组织无粘连，常易误诊为纤维腺瘤或脂肪瘤。发病率为 0.1%～0.7%，30 岁以上女性好发。由于乳腺错构瘤发病率低，PI 目前尚无大样本来规范其图像特点。

病例 8

现病史：女性，42 岁，右乳肿物 5 年，无胀痛，无乳头溢液等其他不适症状。

乳腺 X 线检查提示：右乳内侧肿物，考虑错构瘤。

MRI 提示：右乳腺错构瘤。

PI 提示：3D 单峰，峰值高，峰顶尖，基底较窄，动态活动度好，2D 中心呈黑色，形状规则，动态回放颜色不均。考虑良性肿瘤，错构瘤可能（图 5-24）。

病理结果：右乳腺错构瘤。

乳腺错构瘤由于其内在结构混杂，密度不均，硬度也不均，所以 PI 图像往往呈现 2D 动态回放颜色不均的情况，这是其与纤维腺瘤、脂肪瘤等鉴别诊断很重要的一点。

乳腺脂肪瘤是指发生于乳房皮下脂肪、乳腺小叶间脂肪或深层肌肉、脂肪组织的软组织良性肿瘤，由有包膜的脂肪组织构成。多见于乳腺丰满、肥胖的中年以上女性，单发或多发，质软，无疼痛及任何不适。

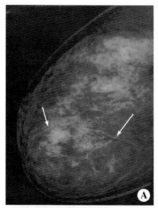
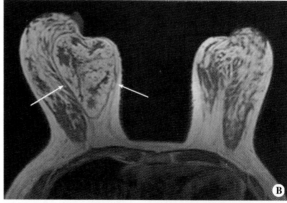
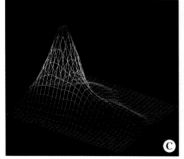
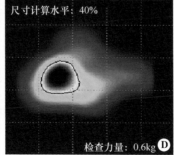
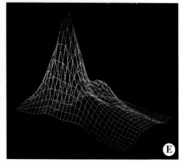

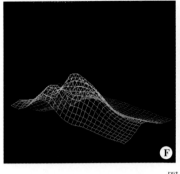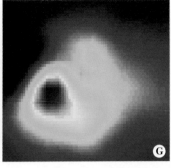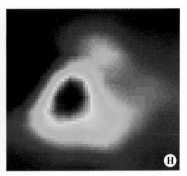

图 5-24　乳腺错构瘤的影像学检查图像

A. 乳腺 X 线检查提示：右乳内侧可见一较大高、低混杂密度肿物，具有明确的边界，大小为 6cm ×9.5cm，其中可见斑片状
类似脂肪组织的低密度影和与腺体呈等密度影，肿物周围腺体呈推挤、受压改变，皮肤和乳头均正常；B. 乳腺 MRI 提示：
右乳内侧在 T_1WI 和 T_2WI 可见一较大混杂信号肿物，边缘清晰，大小为 5.3cm × 6.8cm，肿物内可见斑片状与皮下脂肪呈等
信号的高信号影和中等信号影，高信号影在脂肪抑制序列上呈低信号；

PI 图像表现：C. 3D 图像表现：峰值高，单峰，峰顶尖，基底较窄；D. 2D 图像表现：中心呈黑色，形状规则；E、F. 3D 动态表现：
活动度好；G、H. 2D 动态回放：颜色不均

　　由于乳腺脂肪瘤质地软，且往往包埋于脂肪之中，当其位于脂肪与腺体层之间时，
有一定深度，PI 很难探测到，即使探测到，其图像往往表现为硬度很小，与囊肿、乳痛
型增生很难区分，需要通过超声等其他方法来进一步确认。

病例 9

　　现病史：女性，64 岁，右乳肿物发现 4 年，无其他不适。

　　超声提示：考虑右乳脂肪瘤。

　　乳腺 X 线检查提示：右乳良性肿物，考虑脂肪瘤。

　　MRI 提示：右乳腺上方巨大脂肪瘤。

　　PI 提示：3D 单峰，峰值低，峰顶尖，基底一般，2D 呈浅蓝色，形状不规则，动态
回放颜色分布均匀。考虑脂肪瘤可能（图 5-25）。

　　病理结果：术中见肿物与周围组织分界清楚，分叶状，包膜完整，切面灰黄和灰白色，
质地韧。右乳腺巨大脂肪瘤。

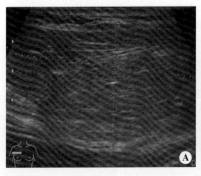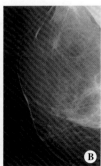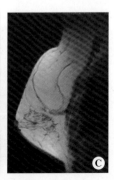

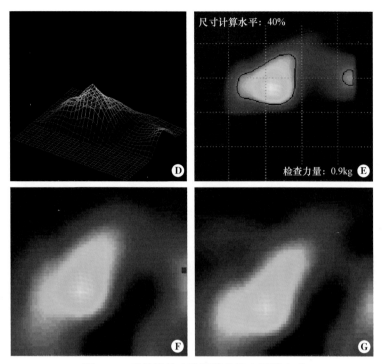

图 5-25 乳腺脂肪瘤的影像学检查图像表现

A.乳腺超声：右乳上方中低回声区，边界欠清，内部回声不均匀，可见条状强回声；B.乳腺X线检查：右乳腺上方可见一肿物，前下缘边界清晰，上及后缘未包括全，大小约 9cm×16cm，密度与脂肪组织接近，内部密度欠均匀，可见多发分隔影，所见皮肤无受累改变；C.乳腺MRI：右乳腺上方可见一肿物，大小约 13.5cm×10.3cm×5.9cm，该肿物于 T_1WI 和 T_2WI 均呈高信号，行脂肪抑制后呈低信号，肿物内部可见多发线样影，增强后肿物无强化表现；

PI 图像表现：D.3D 图像表现：单峰，峰值低，峰顶尖，基底一般；E.2D 图像表现：呈浅蓝色，形状不规则；F、G. 2D 动态回放：颜色分布均匀

4 乳腺恶性肿瘤

乳腺恶性肿瘤根据 2012 版 WHO 乳腺肿瘤组织学分类，大致分为乳腺肉瘤、原发性乳腺恶性淋巴瘤、乳腺癌三大类。乳腺肉瘤为源于乳房内结缔组织的非上皮源性恶性肿瘤，根据其来源，又可分很多亚型，临床上相对罕见。乳腺肉瘤通常为单侧、较大、无痛的硬质肿块，影像学检查超声和乳腺 X 线无明显特异性，MRI 检查有助于诊断评估。原发性乳腺恶性淋巴瘤属于乳腺造血系统恶性肿瘤，发病率为 0.04% ～ 0.5%，多数患者为绝经后女性，右侧比左侧多发。临床表现为单侧无痛性肿块，生长迅速，边界较清，质地较韧，可活动。对于以上两种乳腺恶性肿瘤，PI 图像硬度指标特异性明显，3D 峰值高，2D 颜色为黑色，其他指标无明显特异性，需要和纤维腺瘤等良性肿瘤鉴别诊断。由于其发病率低，尚缺乏大样本来发现 PI 图像其他指标的特征性表现。

乳腺癌根据组织病理学，分为浸润性和非浸润性两大类。非浸润性癌常见的有导管内癌和小叶原位癌。浸润性癌包括的种类繁多，常见的包括浸润性导管癌、浸润小叶癌、黏液腺癌、髓样癌等。以下分别说明 PI 图像特征的差异。

导管内癌又叫导管原位癌（ductal carcinoma in situ，DCIS），起源于终末导管小叶单位，是局限于乳腺导管内的原位癌。DCIS 临床表现为乳房肿块、乳头溢液或者乳头派杰特病（Paget 病）。DCIS 是一种局限于乳腺导管小叶系统内的上皮细胞肿瘤性病变，增生的细胞异型性从轻微到显著，具有发展为浸润性导管癌的倾向。多数发生于终末导管小叶单位，偶尔也可发生于大导管。DCIS 要和上皮瘤样增生即非典型的导管上皮增生鉴别诊断。

PI 对于导管内癌的图像有特异性表现，往往表现为 3D 多峰，峰值高，峰顶分叶状，基底宽或较宽，动态活动度差，2D 颜色呈黑色，外形为花生壳状，动态回放颜色分布不均（图 5-26）。

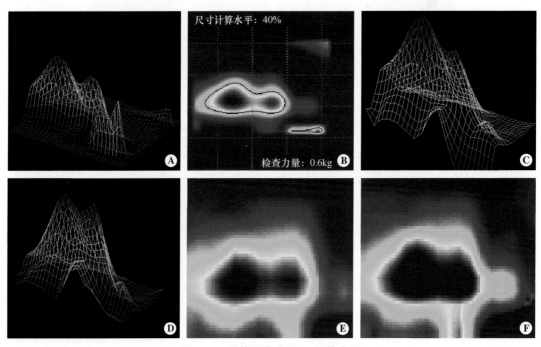

图 5-26　导管原位癌的 PI 图像表现

A. 3D 图像表现：多峰，峰值高，峰顶分叶状，基底宽；B. 2D 图像表现：颜色呈黑色，花生壳状；C、D. 3D 动态表现：活动度差；
E、F. 2D 动态回放：颜色不均

病例 10

现病史：女性，44 岁，发现右乳溢血 2 个月。

超声提示：双乳腺体增生，双乳多发沿导管低弱回声区，不除外导管内乳头状肿瘤，建议乳腺 MRI 进一步检查（BI-RADS：4b）。

乳腺 X 线检查提示：右乳外上结构紊乱伴钙化，癌不除外。

MRI 提示：右乳外上象限较大范围异常强化病变（整体呈段性分布并延伸至乳晕下，范围约 6.0cm×3.8cm×3.3cm），考虑乳腺癌。

PI 提示：3D 多峰，峰值高，峰顶分叶状，基底宽，动态活动度差，2D 呈黑色花生壳状，动态回放颜色不均。考虑导管内病变，恶性可能（图 5-27）。

　　病理结果：（右）乳腺（外上）导管内癌伴灶性微浸润性癌，微浸润性癌灶镜下最大径约为 0.3mm，免疫组化检测 SMA、p63、Calponin 显示小灶性肌上皮缺失；导管内癌成分为乳头状型为主，并可见粉刺型、实性型、筛状型，核分级 II 级。

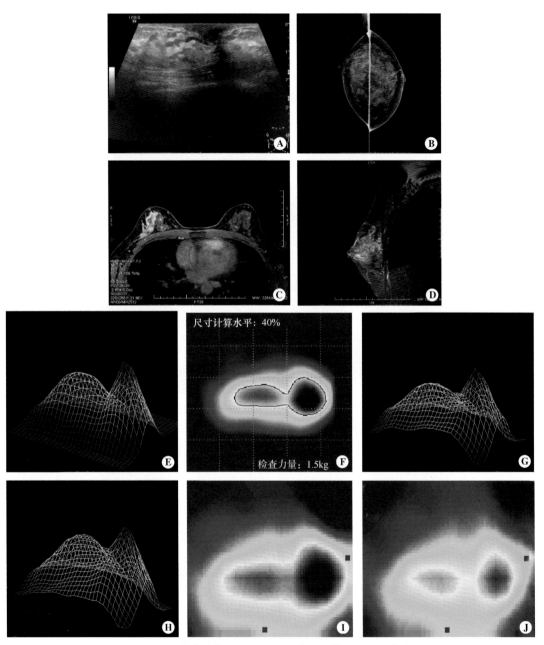

图 5-27　导管内癌伴灶性微浸润性癌的影像学检查图像表现

A. 乳腺超声：双乳头深面可见多支导管扩张，右乳外上、外侧可见多发沿导管走行区，边界不清，内部回声欠均匀，部分内部可见多发细小强回声光点，左乳上方、外上、外下、下方可见多发沿导管走行低弱回声区，边界欠清，回声欠均匀；B. 乳腺 X 线检查图像表现；C、D. 乳腺 MRI 的图像表现；
PI 图像表现：E.3D 图像表现：多峰，峰值高，峰顶分叶状，基底宽，F.2D 图像表现：颜色呈黑色，形状为花生壳状；G、H.3D 动态表现：活动度差；I、J. 2D 动态回放：颜色分布不均

病例 11

现病史：女性，74 岁，1 周前无意中发现右乳肿块，位于乳头下方，伴乳头轻度内陷，不伴皮肤发红、发热，无乳头溢液、溢血。

超声提示：右乳内实质占位，恶性可能，BI-RADS：5。

乳腺 X 线检查提示：右乳肿块伴不均质钙化，考虑恶性病变可能，BI-RADS：5。

PI 提示：3D 多峰，峰值高，峰顶分叶状，基底宽，动态活动度差，2D 颜色呈黑色，形状呈花生壳状，动态回放颜色分布不均。考虑导管内病变，恶性可能性大。

MRI 提示：右乳考虑恶性及乳头 Paget 病（图 5-28）。

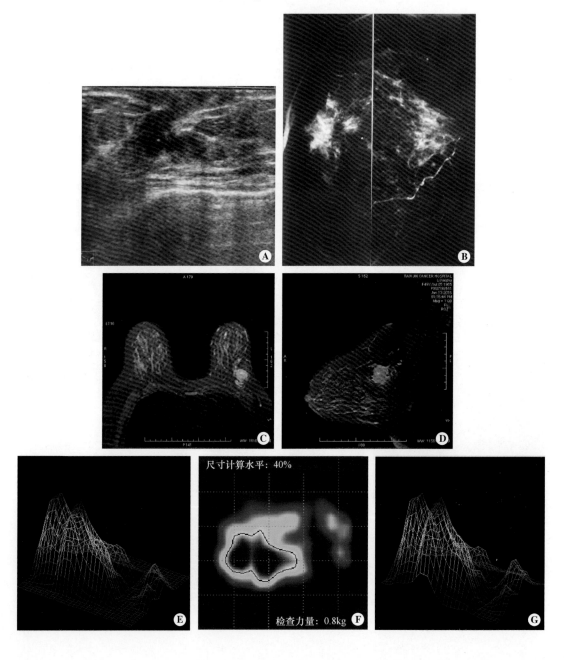

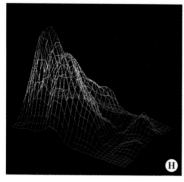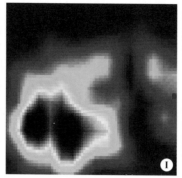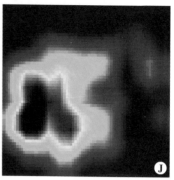

图 5-28　浸润性导管癌的影像学检查图像表现

A.乳腺超声提示：右乳腺外侧探及低回声，大小为 10mm×10mm，乳晕深面不规则低回声 16mm×15mm×12mm，边界尚清，
未见包膜，CDFI 显示血流信号；B.乳腺 X 线图像表现；C、D.乳腺 MRI 的图像表现；
PI 图像表现：E.3D 图像表现：多峰，峰值高，峰顶分叶状，基底宽；F.2D 图像表现：颜色呈黑色，形状呈花生壳状；G、H.
3D 动态表现：活动度差；I、J.2D 动态回放：颜色分布不均

病理结果：右乳乳头下方浸润性导管癌，Ⅱ级，大小为 2cm×0.8cm×0.5cm，乳头
Paget 病，乳头内及内上象限乳腺见癌侵犯。

对于小叶原位癌，其发病率约占乳腺癌的 1.5%。小叶原位癌多灶型多见，常常不伴
有钙化，病程一般发展缓慢，预后良好。由于其发病率低，目前尚无大样本病例来发现
其 PI 图像的特异性表现。

浸润性导管癌（invasive ductal carcinoma，IDC）占浸润性癌的比例为 65% ～ 80%，
其起源也是终末导管小叶单位，大部分表现为可触及的肿物，质地坚硬。这主要是由于
肿瘤间质纤维化，而不是肿瘤细胞本身。大多数 IDC 为星状或毛刺状的不规则边缘，但
也有一部分为圆形、推进式边缘，另外有些肿瘤大体边界清楚。

大部分浸润性导管癌的 PI 图像是典型的，表现为 3D 多峰，峰值高，峰顶毛刺状、
肩式结构、圆钝形等，基底宽或较宽，3D 动态活动度差，2D 颜色呈黑色，形状不规则，
动态回放颜色不均（图 5-29、图 5-30）。另外，还有少部分 IDC 表现为 3D 单峰，峰值较高，
基底一般或较窄，2D 颜色红色，形状规则（图 5-31）。这几种表现可能会单独或较多出
现在典型图像中，给我们的诊断增加难度。

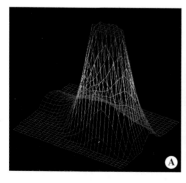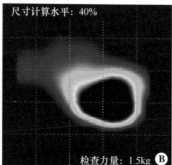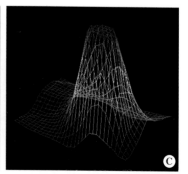

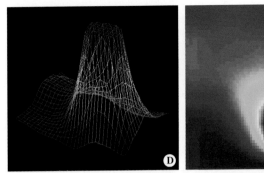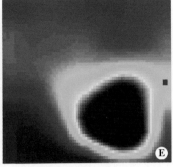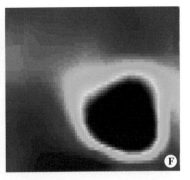

图 5-29　浸润性导管癌的 PI 图像表现（1）

此类浸润性导管癌间质纤维化成分占绝大部分，边界较清楚。A.3D 图像表现：多峰，峰值高，峰顶毛刺状，基底较宽；B.2D 图像表现：呈黑色，形态不规则；C、D. 3D 动态表现：活动度差；E、F. 2D 动态回放：颜色分布均匀

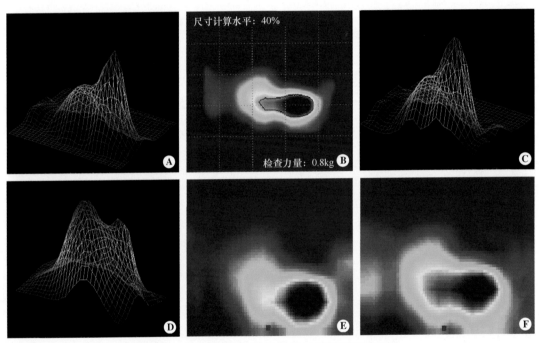

图 5-30　浸润性导管癌的典型 PI 图像表现（2）

此类型图形是浸润性导管癌的典型图像，癌细胞和纤维化间质混杂在一起，硬度大，边缘不清。A.3D 图像表现：多峰，峰值高，峰顶呈肩式结构，基底宽；B.2D 图像表现：颜色呈黑色，形状不规则；C、D. 3D 动态表现：活动度差；E、F. 2D 动态回放：颜色分布不均

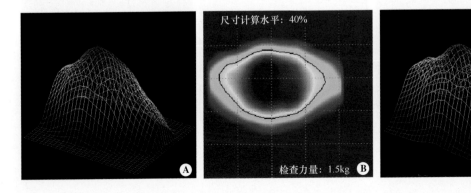

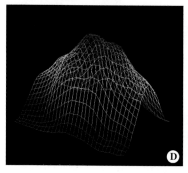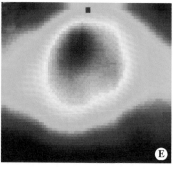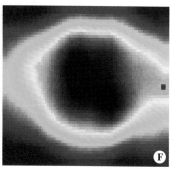

图 5-31　浸润性导管癌的 PI 图像表现（3）

此类 PI 图像代表的浸润性癌形状为圆形，纤维化间质较少，所以硬度有时会比较软，PI 图像有时会出现 3D 峰值较高，2D 颜色呈红色的情况。A.3D 图像表现：单峰，峰值高，峰顶圆钝，基底宽；B.2D 图像表现：呈黑色，形状不规则；C、D. 3D 动态表现：活动度差；E、F. 2D 动态回放：颜色分布不均

　　浸润性导管癌的 PI 影像特征，主要是以上三种典型类型，还有些不典型的也大都表现为恶性特征，但是要和其他乳腺恶性肿瘤加以区分，需要和其他检查方法联合诊断加以鉴别。

病例 12

　　现病史：女性，52 岁，1 周前体检发现右乳外上肿块，无局部疼痛，无红肿，无乳头溢液，无发热。

　　超声提示：右乳外上实质占位，BI-RADS：5。

　　乳腺 X 线检查提示：右乳外上腺体紊乱、纠集伴钙化，考虑为恶性病变，BI-RADS：5。

　　MRI 提示：右乳外上癌，BI-RADS：5。

　　PI 提示：3D 多峰，峰值高，峰顶毛刺状，基底较宽，动态活动度差，2D 颜色呈黑色，形状不规则，动态回放颜色分布不均匀。考虑恶性可能（图 5-32）。

　　病理结果：右乳外上象限浸润性导管癌，Ⅱ级，癌肿大小 2.5cm×2cm×2cm。

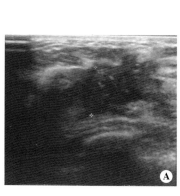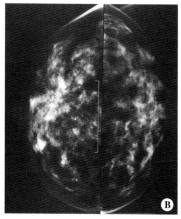

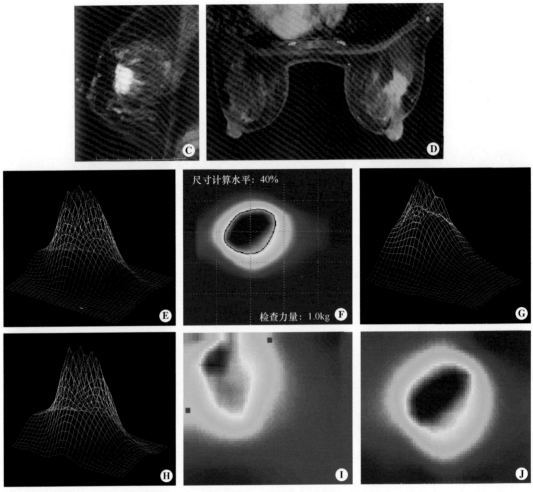

图 5-32　浸润性导管癌的影像学检查图像表现（1）

A.乳腺超声提示：右侧乳腺外上探及低回声，大小1.6cm×1.4cm，形态不规则，有小叶，周边组织有破坏；B.乳腺X线检查提示：右乳外上方腺体紊乱、纠集，其内见数枚细颗粒状钙化，右乳晕后方深部及内侧分别可见一枚粗颗粒钙化灶；C、D.乳腺MRI提示：右乳外上象限见一肿块影，增强后早期迅速强化，病灶边缘可见毛刺、分叶，大小约2cm×3cm×3.5cm，相应皮肤牵拉内收，并见局限性强化，乳头凹陷不明显；

PI图像表现：E.3D图像表现：多峰，峰值高，峰顶毛刺状，基底较宽；F.2D图像表现：颜色呈黑色，形状不规则；G、H.3D动态表现：活动度差；I、J.2D动态回放：颜色分布不均匀

病例 13

现病史：女性，54岁，半月前无意中发现左乳有一肿块，无明显疼痛不适，肿块半月来无明显增大。

超声提示：左乳内侧实质性占位，癌可能，BI-RADS：5。

乳腺X线检查提示：左乳内下高密度肿块，考虑恶性病变可能，BI-RADS：4c。

MRI提示：左乳内下恶性肿瘤，BI-RADS：5。

PI提示：3D多峰，峰值高，峰顶呈"肩式结构"，基底宽，动态活动度差，2D颜色呈黑色，形状不规则，动态回放颜色分布不均匀（图5-33）。

病理结果：左乳头内侧浸润性导管癌，Ⅱ级，癌肿大小 1.4cm×1.4cm×1.4cm。

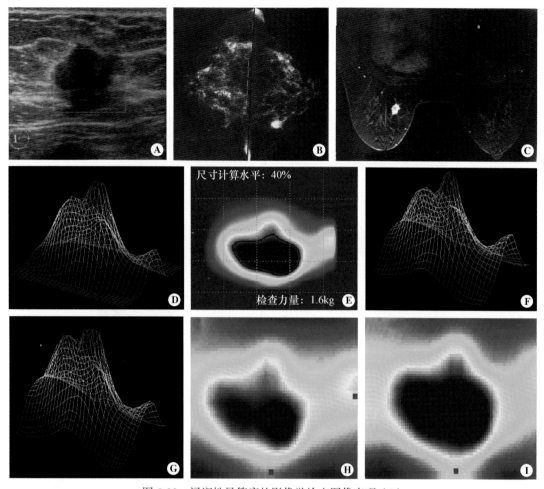

图 5-33　浸润性导管癌的影像学检查图像表现（2）

A.乳腺超声提示：左乳内侧探及低回声，大小为 16mm×16mm，边界欠清，形态尚规则，内部血流不明显；B.乳腺 X 线检查提示：左乳内下象限示类圆形高密度肿块，直径约 1.4cm，边缘较模糊，有毛刺；C.乳腺 MRI 提示：左乳内下象限深部见一大小为 2cm×1cm×2cm 的结节，增强早期明显强化，边缘见短毛刺，动态增强曲线呈廓清型；

PI 图像表现：D.3D 图像表现：多峰，峰值高，峰顶呈"肩式结构"；E.2D 图像表现：颜色呈黑色，形状不规则；F、G. 3D 动态表现：活动度差；H、I. 2D 动态回放：颜色分布不均匀

病例 14

现病史：女性，37 岁，发现左乳内下肿块 2 个月余，并自觉肿块有所增大，偶有牵拉疼痛感。

超声提示：左侧乳晕内下方实质占位，纤维腺瘤可能。

乳腺 X 线检查提示：左乳内下肿块，恶性不除外，BI-RADS：4b。

MRI 提示：左乳腺占位，恶性可能，BI-RADS：4b。

PI 提示：3D 单峰，峰值高，峰顶圆滑，基底宽，动态活动度差，2D 颜色呈黑色，形状不规则，动态回放颜色分布不均匀（图 5-34）。

病理结果：左乳浸润性导管癌，Ⅱ级。癌肿大小为 1.8cm×1.8cm×1.5cm。

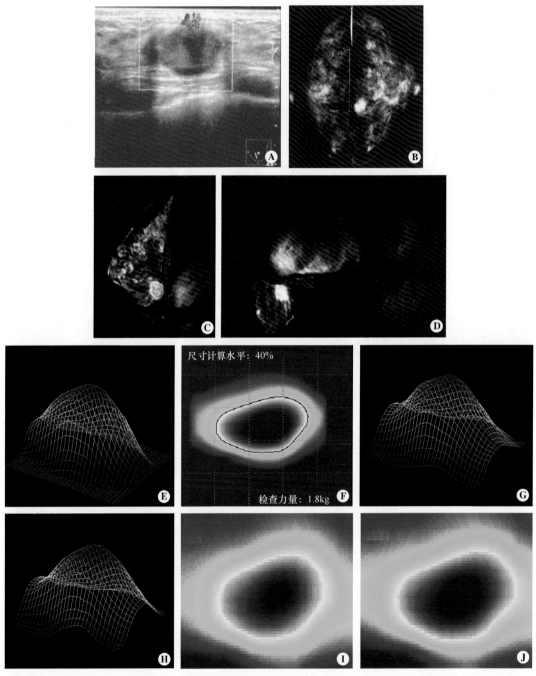

图 5-34　浸润性导管癌的影像学检查图像表现（3）

A.乳腺超声图像提示；B.乳腺 X 线检查提示：左乳内下类圆形稍高密度肿块，部分边界不清，双乳散在多枚小钙化灶；

C、D.乳腺 MRI：左乳腺内下象限肿块，大小约1.8cm，大部分边缘尚光整，部分边缘模糊，T₂WI 略高信号，增强后明显强化，边缘不规则见分叶及毛刺，并见环形强化；

PI 图像表现：E.3D 单峰，峰值高，峰顶圆滑，基底宽；F.2D 颜色呈黑色，形状不规则；G、H. 3D 动态活动度差；I、J. 2D 动态回放颜色分布不均匀

　　浸润性小叶癌是浸润性乳腺癌的第二大常见类型，占浸润性乳腺癌的 5% ～ 10%。以同侧乳腺多灶性为特征，且双侧乳腺发病较常见。大多数病例中，浸润性小叶癌与小叶原位癌同时存在，这个比例为 70% ～ 80%。临床表现为可触及肿块，质地硬、砂砾感。还有一类只表现为大片乳腺组织增厚或硬化，边界不清。这些差异实际上是由于浸润性小叶癌组织病理学的差异造成的，根据其肿瘤细胞生长方式不同，又可分为很多亚型，如经典型、实质型、腺泡型、小管小叶型、混合型等。

　　由于浸润性小叶癌肿瘤内部细胞分布的复杂性，PI 图像很难有较规范、统一的特异性表现，大体可分为肿块型和非肿块型。两类肿块型的浸润性小叶癌，PI 图像往往表现为单峰较多，峰值高，峰顶呈毛刺状，基底一般或较窄，动态活动度差，2D 颜色黑色，形状较规则，动态回放颜色均匀（图 5-35）。

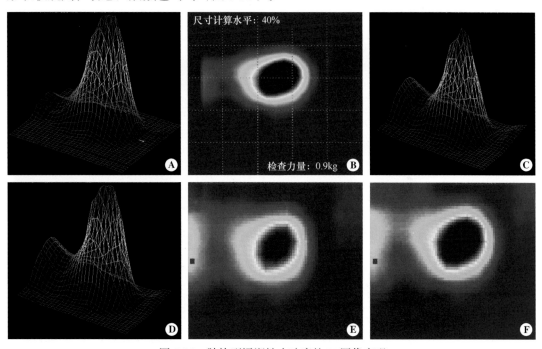

图 5-35　肿块型浸润性小叶癌的 PI 图像表现

A. 3D 图像表现：单峰，峰值高，峰顶毛刺状，基底较窄；B. 2D 图像表现：颜色呈黑色，形状规则；C、D. 3D 动态表现：活动度差；E、F. 2D 动态回放：颜色分布均匀

　　浸润性小叶癌的另一类非肿块型，PI 图像表现为单峰，峰值较高，峰顶圆钝，基底宽，动态活动度差，2D 颜色红色，形状不规则，动态回放颜色不均（图 5-36）。对于非肿块型的浸润

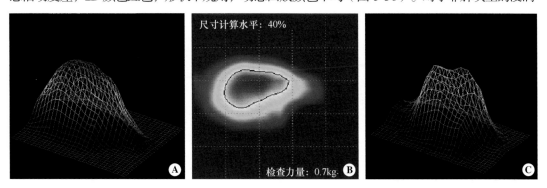

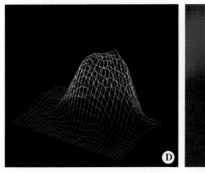
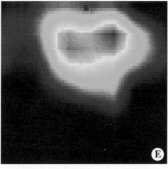
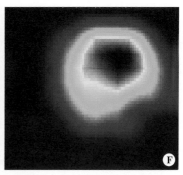

图 5-36 非肿块型浸润性小叶癌的 PI 图像表现

A. 3D 图像表现：单峰，峰值较高，峰顶圆钝，基底宽；B. 2D 图像表现：颜色红色，形状不规则；C、D. 3D 动态表现：活动度差；E、F. 2D 动态回放：颜色不均

性小叶癌，应该与非典型增生以及部分浸润性导管癌鉴别诊断，主要是在病灶硬度方面有差异。

病例 15

现病史：女性，42 岁，左乳肿物发现半年，近 1 个月明显增大，不伴有疼痛等其他不适症状。

超声提示：左乳腺实性肿物，考虑恶性。

乳腺 X 线检查提示：左乳上方局限结构扭曲，可疑乳腺癌，建议活检。

MRI 提示：左乳癌。

PI 提示：3D 单峰，峰值较高，峰顶圆钝，动态活动度差，2D 颜色呈红色，中间略呈黑色，形状不规则，动态回放颜色分布不均匀。考虑恶性可能（图 5-37）。

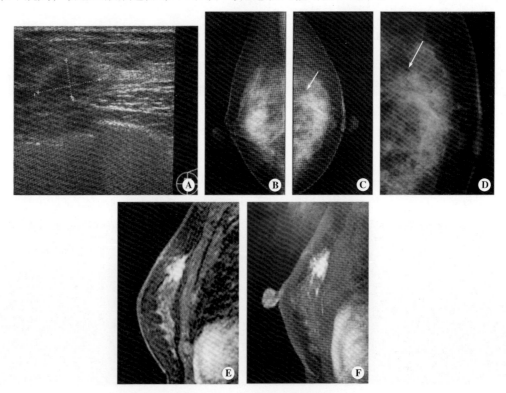

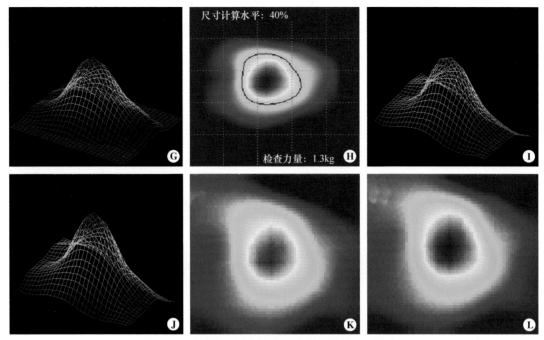

图 5-37　非肿块型浸润性小叶癌影像学检查图像表现

A.乳腺超声提示：左乳腺上方偏内侧大小1.5cm×0.9cm的低回声反射区，边界不清，形状不规则，无明显包膜，内部回声不均匀，部分实性区有衰减，肿物后方见声影；B～D.乳腺 X 线检查提示：双乳呈多量腺体型乳腺，左乳内外侧斜位片显示上方腺体局限纠集，呈放射状，结构扭曲，与对侧相同区域乳腺对比表现为结构不对称，未见明确肿块及钙化，皮下脂肪层清晰，皮肤及乳头正常；E、F.乳腺 MRI 提示：左乳腺上方偏内侧局限不规则浸润影，边界不清，动态增强后病变呈明显不均匀强化，大小约 1.2cm×2.2cm×2.5cm，时间 - 信号强度曲线呈流出型，病变邻近血管增粗，皮下脂肪层浑浊；

PI 图像表现：G.3D 单峰，峰值较高，峰顶圆钝；H.2D 颜色红色，中间略呈黑色，形状不规则；I、J. 3D 动态活动度差；K、L. 2D 动态回放颜色分布不均匀

　　病理结果：标本切面灰粉色，质地硬，边界不清，左乳腺浸润性小叶癌。

　　黏液腺癌也称胶样癌，是一种预后较好的特殊类型癌。大多数黏液癌患者可触及肿块，单纯型的黏液癌表现为边界清楚的分叶状肿块，而混合型的具有不规则的边界。黏液癌平均约 3cm 大小，肿瘤边界清楚、质地较软，伴有大量纤维间质的部分质地较硬。

　　黏液癌的 PI 图像目前分为两种，一种是单纯型的黏液癌，3D 单峰，峰值高或较高，峰顶呈圆滑峰顶或小分叶，基底较宽或一般，动态活动度一般或较差，2D 颜色呈黑色或红色，形状较规则，动态回放颜色非均质；另一种就是伴有大量纤维间质的，主要是 3D 峰值高，峰顶呈圆滑顶，偶尔会有尖顶，2D 颜色呈黑色，其他与第一种类型特点基本相同（图 5-38）。

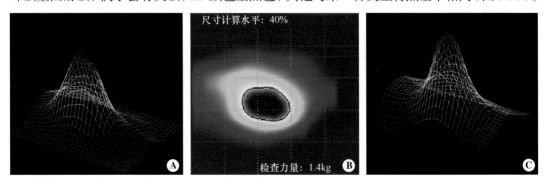

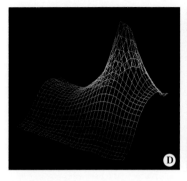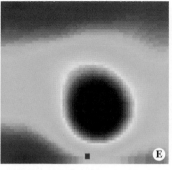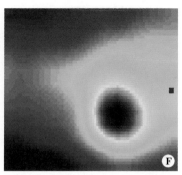

图 5-38 黏液癌的 PI 图像表现

A. 3D 图像表现：单峰，峰值高，峰顶圆滑，基底一般；B. 2D 图像表现：颜色呈黑色，形状规则；C、D. 3D 动态表现：活动度一般；E、F. 2D 动态回放：颜色不均

黏液腺癌的 PI 图像最大特征是在具备恶性图像表现的情况下，3D 形状为单峰，但峰顶应仔细识别，容易和纤维腺瘤或囊肿混淆，黏液癌峰顶为圆滑顶，有别于纤维腺瘤和囊肿的尖顶。圆滑顶在动态回放时会有小分叶或毛刺出现，而尖顶往往不会。

病例 16

现病史：女性，40 岁，左乳肿物发现 4 个月，不伴明显疼痛、红肿、瘙痒和乳头溢液等症状。

超声提示：左乳肿物，考虑炎症性病变可能性大（脂肪坏死？）（BI-RADS：4a）。

乳腺 X 线检查提示：考虑乳腺癌。

MRI 提示：考虑黏液癌可能。

PI 提示：3D 单峰，峰值高，峰顶圆滑，基底较宽，动态活动度一般，2D 颜色呈黑色，形状较规则，动态回放颜色欠均匀。考虑恶性可能（图 5-39）。

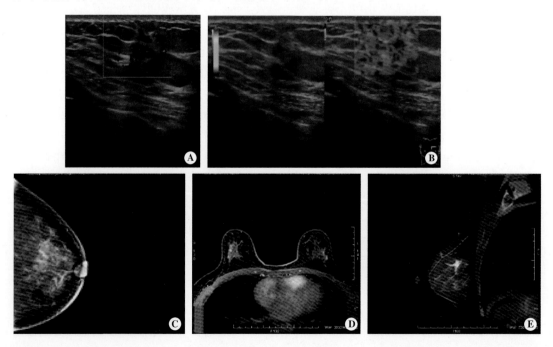

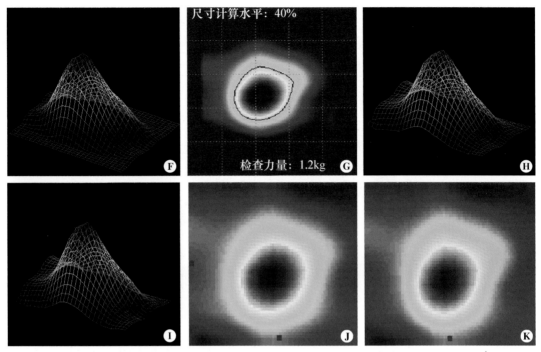

图 5-39　黏液腺癌的影像学检查图像表现（1）

A、B.乳腺超声提示：左乳内上触及肿物靠近脂肪层，可见 0.8cm×0.3cm 低回声区，界欠清，形态不规则，内部回声欠均匀，周围组织结构纠集，回声增强，CDFI：未见明显血流信号。弹性：2 分。右乳外上可见 0.4cm×0.3cm 囊性无回声结节，边界清楚，规则，后壁回声稍强，未见明显血流信号。C.乳腺 X 线图像表现；D、E.乳腺 MRI 图像表现；
PI 图像表现：F.3D 图像表现：单峰，峰值高，峰顶圆滑，基底较宽；G. 2D 图像表现：颜色呈黑色，形状较规则；H、I. 3D 动态表现：活动度一般；J、K. 2D 动态回放：颜色欠均匀

病理结果：标本内见黏液癌（混合型），病理学分期：YPT2N2aMx。

病例 17

现病史：女性，65 岁，2 周前在外院体检发现右乳有肿块约 1.5cm 大小，无红肿，无压痛，无发热，无乳头溢液。

超声提示：右乳肿物，考虑乳腺癌，BI-RADS：5。

乳腺 X 线检查提示：右乳外上肿物，考虑癌。

MRI 提示：右乳外上方肿物，大小约 1.7cm×1.6cm×1.2cm，考虑乳腺癌（黏液癌可能性大）。

PI 提示：3D 单峰，峰值高，峰顶尖，基底较宽，动态活动度差，2D 颜色呈黑色，形状规则，动态回放颜色分布不均匀。考虑恶性可能（图 5-40）。

病理结果：右乳腺黏液癌，单纯型，癌组织累及脂肪。

髓样癌占全部浸润性癌的 5% ～ 7%，患者比其他型乳腺癌年轻，罕见于男性。多数髓样癌可触及肿块，通常在外上象限。界限清楚，质地柔软，肿瘤内部可出现出血、坏死或囊性变。

髓样癌的 PI 图像和单纯型黏液腺癌类似，从图像特征很难区分，需要结合临床和其

他检查方法综合诊断。

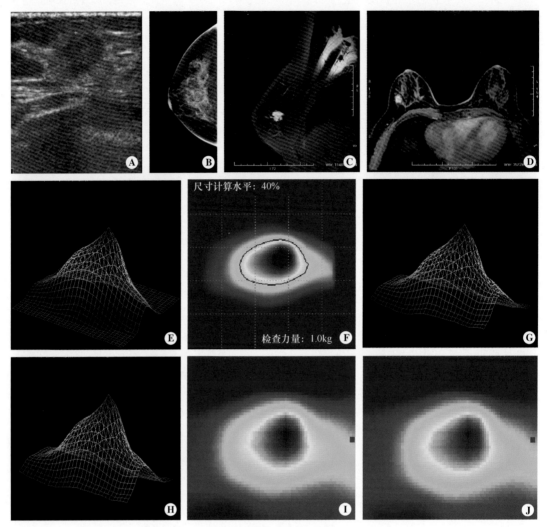

图 5-40　黏液腺癌的影像学检查图像表现（2）

A.乳腺超声图像表现；B.乳腺 X 线图像表现；C、D.乳腺 MRI 表现；

PI 图像表现：E.3D 图像表现：单峰，峰值高，峰顶尖，基底较宽；F. 2D 图像表现：颜色呈黑色，形状规则；G、H. 3D 动态表现：活动度差；I、J. 2D 动态回放：颜色分布不均质

病例 18

现病史：女性，40 岁，右乳肿物发现 1 个半月，无疼痛，无乳头溢液等。

超声提示：右乳增生。

乳腺 X 线检查提示：右乳及副乳腺腺体增生。

MRI 提示：右乳内侧近乳后间隙处局限强化，相当于 X 线片钙化区域，范围约 0.8cm×0.6cm×0.8cm，考虑良性病变。

PI 提示：3D 单峰，峰值较高，峰顶圆滑，基底一般，动态活动度差，2D 颜色略呈黑色，形状较规则，动态回放颜色分布欠均。考虑恶性可能性大（图 5-41）。

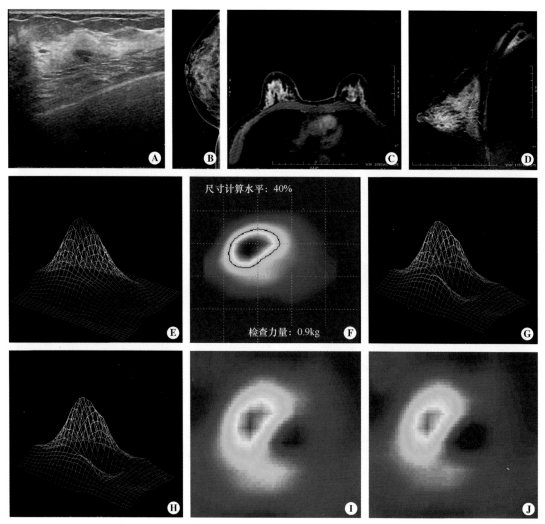

图 5-41 髓样癌伴大量淋巴细胞浸润的影像学检查图像表现

A. 乳腺超声图像表现；B. 乳腺 X 线图像表现；C、D. 乳腺 MRI 图像表现；

PI 图像表现：E.3D 图像表现：单峰，峰值较高，峰顶圆滑，基底一般；F. 2D 图像表现：颜色略呈黑色，形状较规则；G、H.
3D 动态表现：活动度差；I、J. 2D 动态回放：颜色分布欠均

病理结果：右乳腺髓样癌伴大量淋巴细胞浸润。

浸润性癌还有小管癌，也是一种特殊类型癌，转移能力低、预后极好。多数表现为
不可触及的肿块，大小小于 1cm。肿块表现为不规则、圆形、卵圆形或分叶状，病理表
现为质硬的毛刺状病灶。由于小管癌的形状种类比较多，而且发病率低，目前尚无大样
本来统计总结 PI 的特异性图像特征。临床上，小管癌应该与浸润性导管癌鉴别诊断。

病例 19

现病史：女性，45 岁，左乳无痛型肿块，无其他明显不适症状。

超声提示：左乳肿物，考虑乳腺癌，BI-RADS：5。

乳腺 X 线检查提示：左乳内上结构纠集，考虑癌。

MRI 提示：左乳内上方异常强化病变，范围约 2.7cm×2.0cm×1.8cm，考虑乳腺癌。

PI 提示：3D 单峰，峰值高，峰顶毛刺状，基底较窄，动态活动度差，2D 颜色呈黑色，形状不规则，动态回放颜色分布较均。考虑恶性可能（图 5-42）。

病理结果：（左）乳腺（内上象限）小管癌。

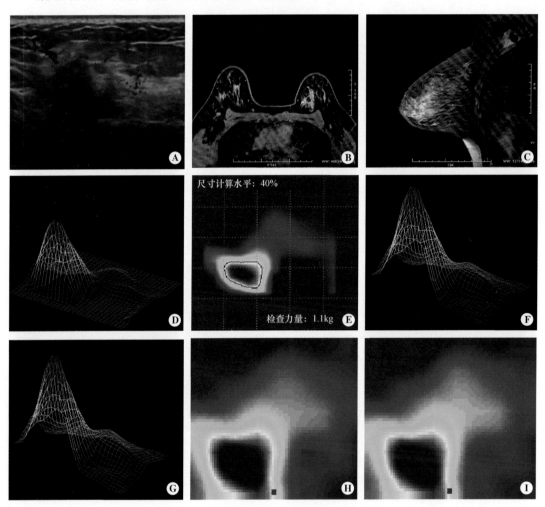

图 5-42　乳腺小管癌的影像学检查图像表现

A. 乳腺超声图像表现；B、C. 乳腺 MRI 图像表现；

PI 图像表现：D. 3D 图像表现：单峰，峰值高，峰顶毛刺状，基底较窄；E. 2D 图像表现：颜色呈黑色，形状不规则；F、G. 3D 动态表现：活动度差；H、I. 2D 动态回放：颜色分布较均

浸润性乳腺癌还包括浸润性筛状癌、浸润性乳头状癌、化生性癌、浸润性大汗腺癌等，这些类型的浸润性乳腺癌发病率不及浸润性乳腺癌的 1%，本书中不探讨 PI 图像特征。

综上所述，常见的乳腺恶性肿瘤主要包括以上几种类型，PI 在诊断这些肿瘤的良恶性方面具有独特的优势，但在细分这些恶性肿瘤的类型方面，尚缺乏临床大样本支持，加上 PI 本身从肿瘤形态学和硬度方面来评估良恶性，在其他方面比如评估血流、钙化等尚存在缺陷。需要在结合临床的基础上，多种检查方法联合应用，才能进一步提高诊断准确率。

炎性乳腺癌（inflammatory breast cancer，IBC）是一种罕见的进展迅速、高度恶性、预后极差的乳腺恶性肿瘤，具有独立的临床及病理改变。患者以短期内出现乳腺皮肤炎性改变、累及乳腺皮肤的 1/3 以上为主要表现。IBC 较罕见，仅占乳腺癌的 1% ～ 2.5%，可发生于任何年龄，半数以上为绝经后早期多见，20% 为妊娠哺乳期妇女。组织病理学特点为癌细胞侵犯脉管所致淋巴回流受阻，乳房迅速、弥漫肿大，质地坚硬，边界不清，无明显肿块。乳房表面呈紫红色，增厚、水肿，至少占 1/3 以上，局部温度增高，可呈"橘皮样"改变。红肿区域与正常皮肤无界限，有的肿瘤皮肤可出现卫星结节。多数为单侧乳房发病[5]。

由于炎性乳腺癌属于弥散性病变，无肿块，所以 PI 检查很难扫描到病灶全部，只能通过局部图像来判断。与其他乳腺炎性病变不同的是，炎性乳腺癌质地坚硬，所以 PI 图像在具备乳腺炎性病变图像特征的情况下，重点通过硬度来区分其良恶性。3D 峰值高且 2D 颜色黑色表现的，要重点考虑炎性乳腺癌的可能。

病例 20

现病史：女性，55 岁，右乳肿物发现 5 个月，近期右乳增大。

超声提示：考虑炎性乳腺癌可能性大。

乳腺 X 线检查提示：考虑右乳炎性乳腺癌。

MRI 提示：考虑右侧炎性乳腺癌。

PI 提示：3D 多峰，峰值高，峰顶呈"岛状"，基底宽，动态活动度差，2D 颜色呈黑色，形状不规则，动态回放颜色分布不均匀。考虑炎性乳腺癌可能（图 5-43）。

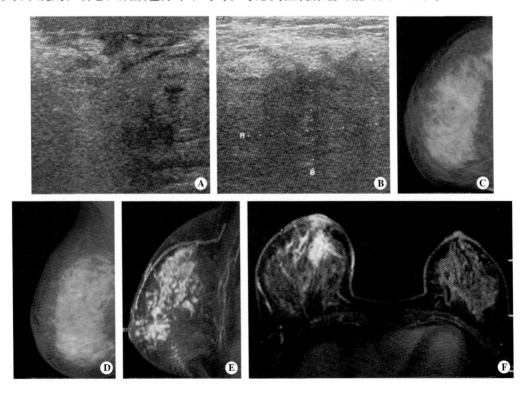

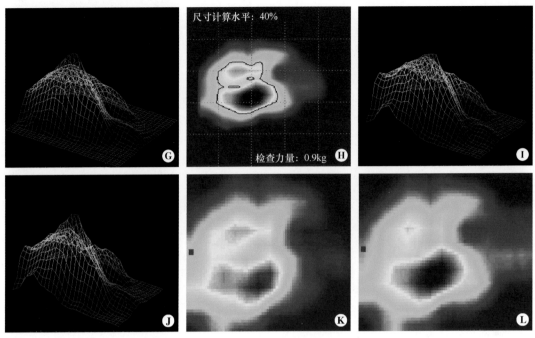

图 5-43　炎性乳腺癌的影像学检查图像表现

A、B. 乳腺超声提示：右乳皮肤增厚，皮下组织回声增强，可见大片状不规则低回声反射区，边界不清楚，呈浸润状改变，内部回声不均匀；C、D. 乳腺 X 线检查提示：常规头尾位及内外侧斜位片显示右乳腺大片状致密浸润，结构紊乱，皮下脂肪层浑浊，皮肤增厚，尤以乳晕皮肤增厚为明显，乳头内陷；E、F. 乳腺 MRI 提示：平扫显示右侧乳腺体积较对侧增大，皮肤增厚，以乳晕及邻近皮肤增厚为明显，皮下脂肪层浑浊，乳腺结构紊乱，增强扫描显示右乳中上方呈大片状及斑点状明显不均匀强化；

PI 图像表现：G.3D 图像表现：多峰，峰值高，峰顶呈"岛状"，基底宽；H.2D 图像表现：颜色呈黑色，形状不规则；

I、J. 3D 动态表现：活动度差；K、L. 2D 动态回放：颜色分布不均匀

病理结果：血管内有瘤栓，真皮淋巴管扩张并有癌细胞浸润。（右乳腺）炎性乳腺癌。

炎性乳腺癌在临床上与急性乳腺炎鉴别困难，PI 图像从硬度指标较容易鉴别。PI 图像主要需与肉芽肿性乳腺炎区别，需要通过临床表现及其他检查方法来鉴别诊断[6]。

5 乳腺分叶状肿瘤

乳腺分叶状肿瘤是一种上皮成分和间质成分混合形成的病变，其病理学形态具有多样性。发病率低，占全部女性乳房肿瘤的 0.3% ～ 0.5%。常见的乳腺分叶状肿瘤表现为单侧、单发、无痛性、可触及的乳房肿块，肿瘤生长速度较快。分叶状肿瘤大体表现为边界清楚、圆形或者卵圆形、多结节融合的质韧肿块，但不具有包膜。分叶状肿瘤可以分为良性、交界性和恶性三种。良性的间质成分轻度增多，不伴或仅伴有轻中度细胞非典型增生，膨胀性生长，无间质过度增殖；交界性间质成分明显增多，细胞非典型增生，呈浸润性生长，不伴有间质过度增殖；恶性的有显著的间质增生和细胞非典型增生，浸润性生长，最重要的是伴有间质过度增殖。

　　临床上，良性分叶状肿瘤主要需和纤维腺瘤鉴别诊断。PI 图像对于叶状肿瘤的良恶性诊断，主要区别于硬度，这一点很有优势。大部分良性叶状肿瘤表现为质韧，而恶性硬度更大一些，表现为质硬。乳腺叶状肿瘤 PI 图像表现为 3D 单峰，峰顶呈较小的分叶状，峰值高或较高，基底一般或较宽，动态活动度一般或较差，2D 颜色黑色或红色，形状不规则，动态回放颜色分布多不均匀。PI 图像诊断乳腺分叶状肿瘤，主要需与乳腺导管内病变区分，导管内病变 3D 峰顶为大分叶状。

病例 21

　　现病史：女性，55 岁，左乳肿物发现 10 个月，不伴明显红、肿、热、痛、皮肤瘙痒和乳头溢液等症状。

　　超声提示：左乳实性肿物，考虑恶性。

　　乳腺 X 线检查提示：左乳肿物，考虑叶状囊肉瘤可能性大。

　　PI 提示：3D 单峰，峰值较高，峰顶分叶状，基底较宽，动态活动度一般，2D 颜色呈红色，中间略呈黑色，形状不规则，动态回放颜色分布不均匀。考虑叶状肿瘤，良性可能性大（图 5-44）。

　　病理结果：左乳肿物粗针吸活检诊断左乳纤维腺瘤，间质细胞丰富。术后冰冻结果报告为纤维腺瘤，间质细胞丰富，不除外叶状囊肉瘤。病理诊断为（左乳腺）交界性叶状肿瘤。

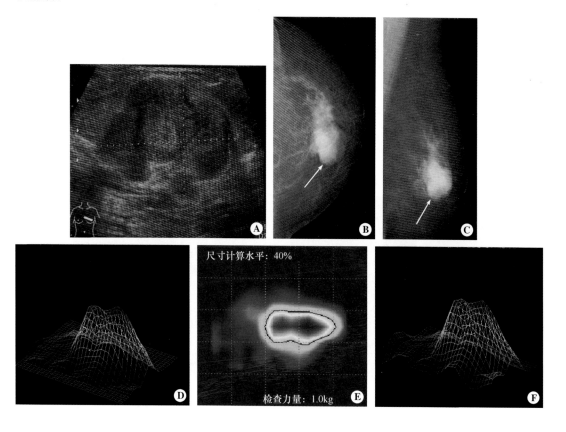

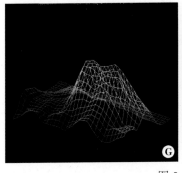
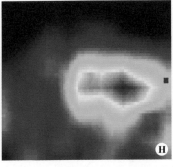
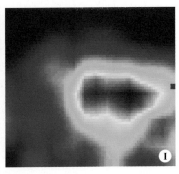

图 5-44　分叶状肿瘤的影像学检查图像表现

A. 乳腺超声提示：左乳内上象限可见 3.9cm×3.0cm 分叶状低回声发射区，边界清楚，边缘不规则，内部回声不均匀；

B、C. 乳腺 X 线检查提示：左侧乳腺呈少量腺体型，内侧可见一外形不规则、明显分叶状肿物，大小 3.5cm×3.6cm，肿物密度较高，大部分边缘光滑、清晰，部分边缘与邻近腺体重叠而显示欠清，边缘未见毛刺，其内未见钙化，肿物周围可见粗大的血管影，皮下脂肪层清楚，皮肤和乳头正常；

PI 图像表现：D.3D 图像表现：单峰，峰值较高，峰顶分叶状，基底较宽；E.2D 图像表现：颜色呈红色，中间略呈黑色，形状不规则；F、G. 3D 动态表现：活动度一般；H、I. 2D 动态回放：颜色分布不均匀

病例 22

现病史：女性，57 岁，右乳肿物发现 4 年，不伴疼痛，曾因乳腺增生服用乳癖消治疗未见好转。

超声提示：右乳外上 3.5cm×6.3cm 实性低回声区，边界清楚，形态欠规则，包膜回声完整，内部回声不均匀，可见多发囊性无回声区。考虑叶状囊肉瘤。

乳腺 X 线检查提示：考虑右乳叶状囊肉瘤。

PI 提示：3D 多峰，峰值高，峰顶分叶状，基底宽，动态活动度差，2D 颜色呈黑色，形状不规则，动态回放颜色分布不均匀。考虑恶性可能（图 5-45）。

病理结果：乳腺间质增生，挤压腺管呈裂隙状，间质细胞较密集，轻度异型。（右乳腺）叶状囊肉瘤，低度恶性。

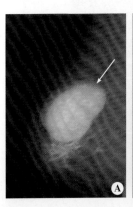
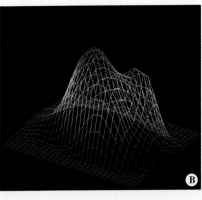
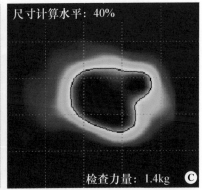

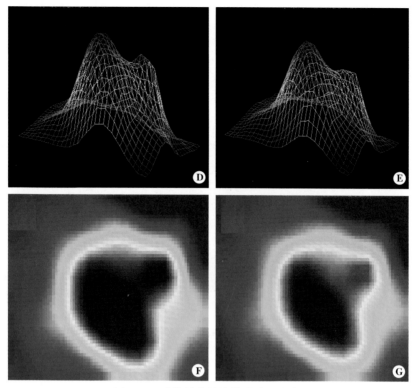

图 5-45　叶状肿瘤的影像学检查图像表现

A. 乳腺 X 线检查提示：右乳外上可见一 5cm×7cm 肿物，外形略呈分叶状，边界清晰、边缘光滑、锐利、密度较高，肿物内可见数枚点状及颗粒状钙化，邻近皮下脂肪层清晰，皮肤及乳头无受累征象；

PI 图像表现：B. 3D 图像表现：多峰，峰值高，峰顶分叶状，基底宽；C.2D 图像表现：颜色呈黑色，形状不规则；D、E. 3D 动态表现：活动度差；F、G. 2D 动态回放：颜色分布不均匀

6 副乳腺及腋下淋巴结

副乳腺（accessory breast）也称副乳房、副乳、多乳腺症等，出生后除正常的乳线上第四对乳腺原基发育外，其余的也不同程度发育形成副乳腺。最常见的部位是腋窝，多为单侧性，发生率为 1% ～ 3%。副乳腺一般直径为 1 ～ 6cm，无包膜，与皮肤可有粘连，质地柔软。组织学结构主要是由大、中、小导管及腺泡构成的乳腺小叶，叶间常见明显增生的间质纤维组织，同时可见部分乳腺导管增生、扩张，构成类似囊性乳腺病样的结构，其中还可有散在的脂肪。

副乳腺癌发病率要高于正常乳腺，也明显高于副乳腺良性肿瘤。临床上应注意与乳腺尾叶发生的癌、隐性乳腺癌、淋巴瘤、腋窝部发生的大汗腺癌及其他器官恶性肿瘤的腋窝淋巴结转移等鉴别。

PI 检查副乳腺表现和正常乳腺一样，包括阅图和诊断。

病例 23

现病史：女性，82 岁，左乳肿物发现半年余，不伴其他不适症状，既往已知有副

乳腺史。

　　超声提示：左乳外上近左腋窝处副乳腺区可见一低回声反射区，边界清楚但不规则，呈浸润状，内部回声不均匀，后方回声减低。左副乳区实性肿物，考虑乳腺癌。

　　乳腺 X 线检查提示：左副乳区恶性肿瘤，考虑乳腺癌。

　　PI 提示：3D 多峰，峰值高，峰顶钝，基底宽，动态活动度差，2D 颜色呈黑色，形状不规则，动态回放颜色分布不均匀（图 5-46）。

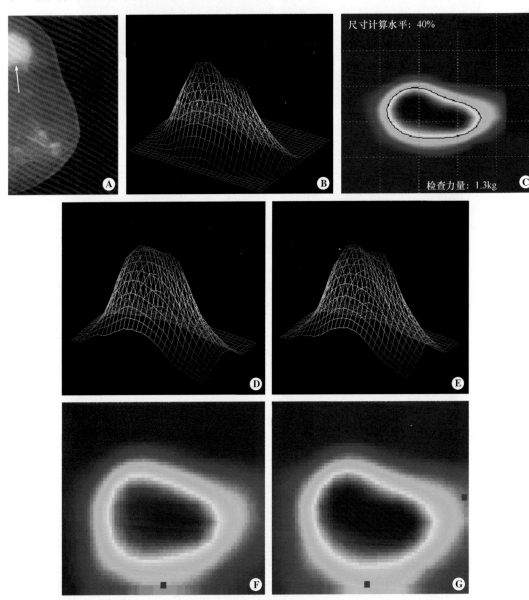

图 5-46　副乳腺癌的影像学检查图像表现

A. 乳腺 X 线检查提示：左副乳区可见一高密度类圆形肿块，边缘毛糙，呈浸润样改变，周围血供较丰富，乳晕区皮肤增厚，乳头凹陷，乳腺内可见动脉壁钙化；

PI 图像表现：B.3D 图像表现：多峰，峰值高，峰顶钝，基底宽；C.2D 图像表现：颜色呈黑色，形状不规则；D、E. 3D 动态表现：活动度差；F、G. 2D 动态回放：颜色分布不均匀

病理结果：肿物质地硬，边界不清。（左腋窝副乳腺）腺鳞癌。

腋下淋巴结是与乳房相关的部分区域淋巴结，总数在 30 ～ 60 个之间。根据解剖学可分五个群，其中中央群是乳腺癌转移率最高的淋巴结群。临床分组又可分三级，主要与乳腺癌预后效果有关。腋下淋巴结的检查，PI 和正常乳腺的检查方法是类似的，需要让患者尽量向外上方伸展手臂，充分暴露腋下。腋窝淋巴结的 PI 图像分三种：正常淋巴结（阴性）、淋巴结肿大、乳腺癌淋巴结转移，主要通过硬度指标和形态来判断（图 5-47、图 5-48）。

腋下淋巴结乳腺癌转移有时要和副乳腺癌、原发性淋巴瘤等鉴别诊断。

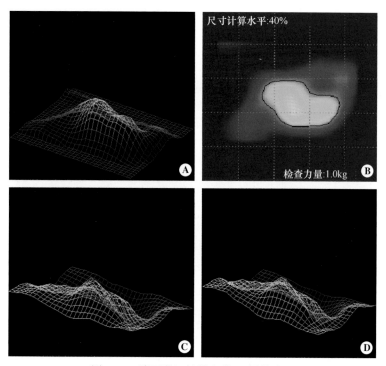

图 5-47 腋下淋巴结肿大的 PI 图像表现

此类淋巴结肿大可能是由于炎症或结核等其他良性病变引起的肿大，非乳腺癌转移。

A.3D 图像表现：多峰，峰值低，峰顶钝，基底一般；B.2D 图像表现：颜色呈浅蓝色，形状不规则；C、D. 3D 动态表现：活动度一般

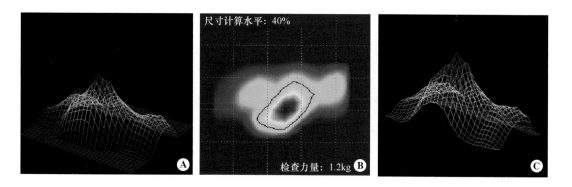

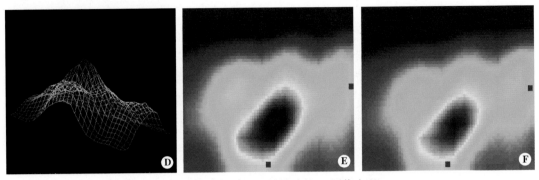

图 5-48　乳腺癌淋巴结转移的 PI 图像表现

A.3D 图像表现：多峰，峰值高，峰顶毛刺状，基底较宽；B.2D 图像表现：颜色呈黑色，形状不规则；C、D. 3D 动态表现：

活动度差；E、F. 2D 动态回放：颜色分布不均

病例 24

现病史：女性，40 岁，2 周前自觉腋下肿块，约 2cm 大小，无疼痛及发热。

超声提示：左乳内上象限囊实性占位（BI-RADS：4a）；左侧腋下肿大淋巴结（转移可能）。

乳腺 X 线检查提示：左腋下可见一致密肿大淋巴结，请结合临床。

MRI 提示：左乳腺异常信号灶，恶性可能大，BI-RADS：4c。

PI 提示：左乳内上象限病灶 3D 单峰，峰顶毛刺状，峰值高，基底较宽，动态活动度差，2D 颜色呈黑色，形状不规则，动态回放颜色分布均匀。考虑恶性可能；腋下淋巴结 3D 单峰，峰值较高，峰顶钝，基底较宽，动态活动度一般，2D 颜色呈红色，中间略呈黑色，形状不规则，动态回放颜色分布不均匀。考虑淋巴结转移（图 5-49，图 5-50）。

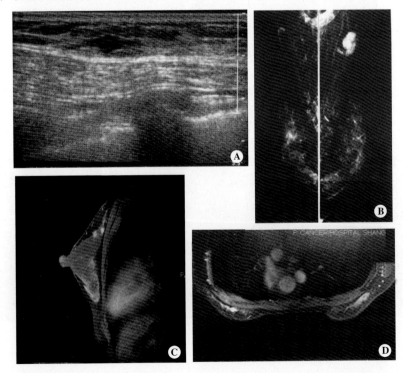

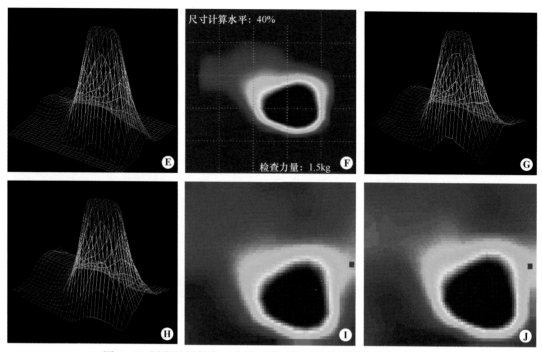

图 5-49 浸润性导管癌，左腋下淋巴结转移的影像学检查图像表现

A.乳腺超声提示：左乳内上探及囊实性回声，10mm×7mm×7mm。左侧腋下探及低回声，大小 15mm×12mm×12mm；B.乳腺 X 线检查提示：两侧腺体未见明确肿块影，皮肤乳头影未见异常。左腋下致密肿大淋巴结，边界清，大小约 2.0cm×1.8cm；
C、D.乳腺 MRI 提示：双乳腺平扫未见异常信号灶，增强后左乳腺上方异常信号灶，范围约 2cm×1cm，局部腺体收缩，其下方 2 枚小结节强化灶，大小约 0.5cm；
左乳内上象限病灶的 PI 图像表现：E.3D 图像表现：单峰，峰顶毛刺状，峰值高，基底较宽；F.2D 图像表现：颜色呈黑色，形状不规则；G、H.3D 动态表现：活动度差；I、J.2D 动态回放：颜色分布均匀

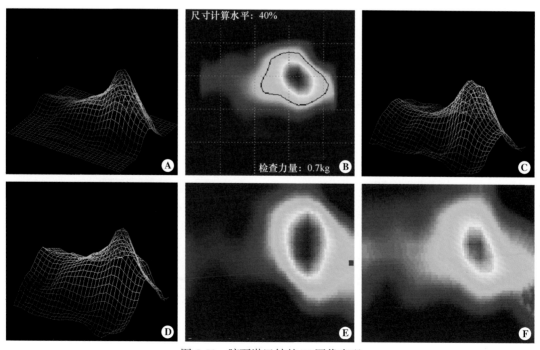

图 5-50 腋下淋巴结的 PI 图像表现

A.3D 图像表现：单峰，峰值较高，峰顶钝，基底较宽；B.2D 图像表现：颜色呈红色，中间略呈黑色，形状不规则；
C、D.3D 动态表现：活动度一般；E、F.2D 动态回放：颜色分布不均匀

病理结果：（左乳内上象限）浸润性导管癌，左腋下淋巴结转移。

7 乳房假体

乳房假体主要用于隆乳术，小乳畸形患者多见。根据隆乳材料，乳房假体植入术主要分硅胶囊假体植入、自体真皮脂肪瓣填充、亲水性聚丙烯酰胺凝胶等液体类隆乳等。注射植入假体最早的材料以石蜡为主，并发症多而严重，包括乳腺结节、皮肤慢性水肿、溃烂等。目前最常用的是硅胶囊乳房假体，效果好而且并发症少。自体组织植入由于取材的局限性，应用较少。

PI 对于乳房假体的检查，和正常乳腺略有不同。硅胶囊型假体的弹性模量接近于纯脂肪型的乳腺（无其他成分），而注射类假体，由于并发症导致多发结节，PI 图像需要和正常乳腺良性疾病鉴别诊断。

病例 25

现病史：女性，38 岁，丰乳术后，单位健康查体，无临床症状。
超声提示：形态规则，边界清楚，内呈无回声。
乳腺 X 线检查提示：对称半圆形致密假体影，边缘清晰锐利。
PI 提示：3D 及 2D 无异常表现（图 5-51）。

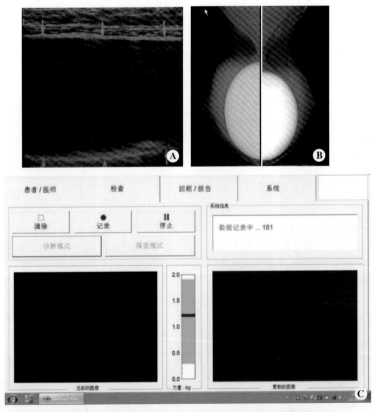

图 5-51　乳房硅胶囊假体植入的影像学检查图像表现

A.乳腺超声图像表现；B.乳腺 X 线图像表现；C.乳腺 PI 图像表现：3D 和 2D 图像未见任何异常，加压到 1.0kg 以上时，出现同样情况。而正常乳腺组织在加压到 1.0kg 时，往往会出现腺体及间质等组织干扰图像

病例 26

现病史：女性，37 岁，双乳注射丰乳术后 1 年，双乳胀痛。

超声提示：假体内广泛纤维化，形成网状结构，胸肌内和假体内散在假体回声。

乳腺 X 线检查提示：双乳对称性致密，密度略不均匀，假体与腺体界限不清。

PI 提示：多发病灶，普遍表现为 3D 单峰，峰值高，峰顶尖，基底窄，动态活动度较好，2D 颜色呈黑色，形状规则，动态回放颜色分布均匀，符合纤维腺瘤特征（图 5-52）。

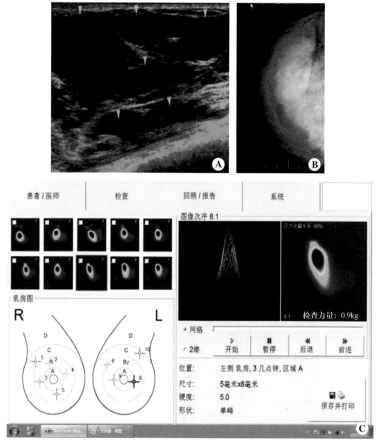

图 5-52　乳房注射型假体，因并发症造成多发结节的影像学检查图像表现

A. 乳腺超声图像表现；B. 乳腺 X 线图像表现；C. 乳腺 PI 图像往往表现为囊肿或纤维腺瘤的图像，需要结合临床和其他检查方法综合诊断

8 乳腺瘢痕组织

乳腺瘢痕组织是针对有手术史者，术后皮下脂肪及乳腺实质形成肉芽组织，瘢痕形成过程实际上是肉芽组织纤维化的过程。在这个过程中，术区因水肿、出血或血肿而密度增高，到后来，慢慢消退，最后形成永久性瘢痕组织，此时皮肤局限增厚或凹陷，皮下及乳腺实质内出现粗长条索状结构。临床上，瘢痕组织有时候容易和硬癌混淆，需结合临床病史加以区分。

瘢痕组织的 PI 图像往往表现为硬度偏小，主要原因是瘢痕组织和周边乳腺组织硬度偏差较小，所以一般不会和乳腺癌混淆，但往往难以和腺病区分，所以也应结合临床病史进行鉴别。

病例 27

现病史：女性，40 岁，右乳疼痛半年，自述 1 年前曾于外院行双乳良性肿物切除术。

超声提示：双乳腺体饱满，回声欠均匀，结构紊乱，于右乳原手术切口下可见 0.7cm×2.1cm 片状低回声区。考虑右乳术后改变。

乳腺 X 线检查提示：右乳局限性结构不良，考虑：①可疑乳腺癌；②结合病史考虑术后改变，建议密切随访观察或切检。

MRI 提示：右乳术后改变。

PI 提示：3D 单峰，峰值较低，峰顶钝，基底较窄，动态活动度一般，2D 颜色呈黄色，形状不规则，动态回放颜色分布均匀。考虑为瘢痕组织（图 5-53）。

病理结果：（右乳腺）瘢痕组织伴异物巨细胞反应及小叶增生。

9 新辅助治疗疗效评估

乳腺癌的新辅助治疗主要包括新辅助化疗和内分泌新辅助治疗，是在计划手术治疗前进行的辅助治疗模式，其目的是创造手术治疗机会。理想的新辅助治疗的疗效评估与治疗后的结局密切相关，并且有良好的可重复性与可操作性。1979 年，WHO 就制定了相关化疗的效果评定标准，而内分泌治疗至今尚无标准。而对于化疗疗效评估的主要指标是病灶尺寸的测量，病理评价是目前新辅助治疗疗效评价的标准方法。影像学检查以 MRI 为目前最可靠、重复性最好的评价方法，但目前并无报道证明其疗效评估和改善乳腺癌预后之间存在相关性。

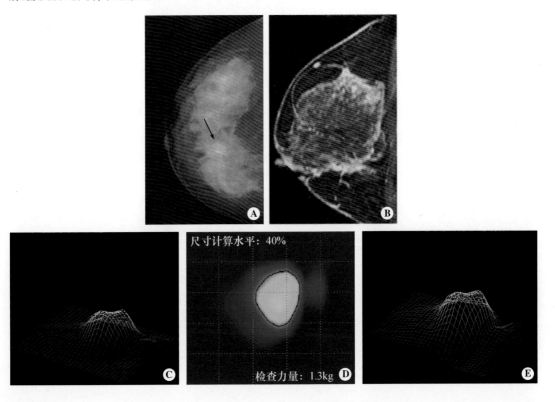

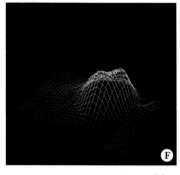 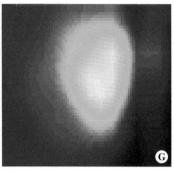 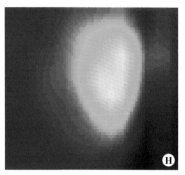

图 5-53　乳房瘢痕组织的影像学检查图像表现

A. 乳腺 X 线检查提示：右乳呈多量腺体型，相当于乳头后方腺体结构不良，呈局限性纠集性改变，密度稍高于邻近正常腺体，边缘可见较粗长条索影，未见钙化；B. 乳腺 MRI 提示：双乳腺呈多量腺体型，右乳腺上及下方多处皮肤及皮下脂肪层不规整，其深部腺体结构紊乱，动态增强后呈延迟缓慢条索状强化，未见恶性病变征象；

PI 图像表现：C.3D 图像表现：单峰，峰值较低，峰顶钝，基底较窄；D.2D 图像表现：颜色呈黄色，形状不规则；E、F. 3D 动态表现：活动度一般；G、H. 2D 动态回放：颜色分布均匀

PI 作为一种新的用于新辅助治疗疗效评估的手段，主要从病灶的硬度指标来进行评价，目前尚属首创。随着癌细胞被抑制和破坏，病灶密度会降低，硬度也会随之变小，病灶会变软。目前我们认为，PI 对于硬癌的评估是有效的，而对于其他类型的乳腺癌尚缺乏病例大样本去验证。

病例 28

现病史：女性，44 岁，右乳腺癌新辅助化疗 4 个疗程后 1 周。5 个月前患者发现右乳内上、外下象限肿物，肿块表面皮肤红肿和乳房疼痛。就诊后穿刺提示浸润性导管癌，临床诊断为右乳局部晚期乳腺癌予 PCb[紫杉醇（泰素）联合卡铂每周用药] 方案新辅助化疗，4 个周期后内上象限肿块明显缩小，外下象限肿块消失。

超声提示：新辅助化疗前。考虑右乳癌；新辅助化疗 4 个周期，手术前。右乳实质性占位（癌可能）。

胸部 CT 提示：新辅助化疗前。右乳多发恶性肿瘤。

乳腺 X 线检查提示：新辅助化疗 4 个周期，手术前。双乳未见明显块影，右乳内上象限见区段样分布的钙化，符合恶性病变。BI-RADS：6。

MRI 提示：新辅助化疗前。右乳多发占位，考虑恶性，BI-RADS：5，伴右乳皮肤增厚，胸大肌局部可疑侵犯；新辅助化疗 4 个周期，手术前。右乳癌治疗后强化范围较前缩小。

PI 提示：新辅助化疗前，3D 多峰，峰值高，峰顶分叶状，基底宽，动态活动度差，2D 颜色呈黑色，形状不规则，动态回放颜色分布不均匀，考虑恶性可能；新辅助化疗 4 个周期，手术前。3D 多峰，峰值低，峰顶钝，基底宽，动态活动度差，2D 颜色呈浅蓝色，形状不规则，动态回放颜色分布不均匀。病灶硬度明显变小（图 5-54，图 5-55）。

病理结果：新辅助化疗前（右乳穿刺）结果为浸润性导管癌。术后石蜡报告（右乳内上象限）浸润性微乳头状癌，小区为浸润性导管癌。

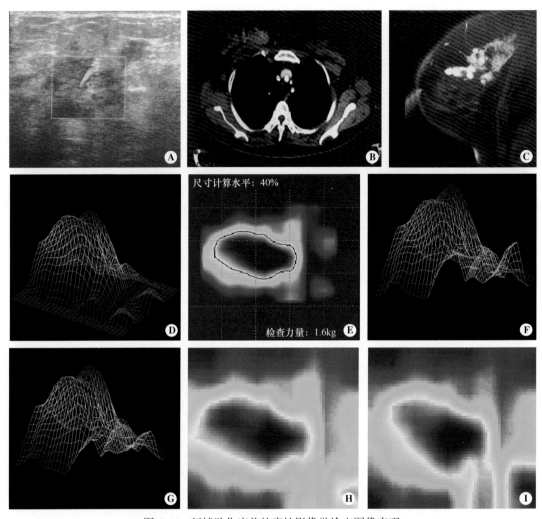

图 5-54　新辅助化疗前的病灶影像学检查图像表现

A. 乳腺超声提示：右乳外侧及内侧分别探及 18mm×8mm 和 18mm×14mm 低回声，边界不清，形态不规则，内部见粗大血流及点状强回声；B. 乳腺 CT 提示：右乳内上见不规则肿块影，边缘不清，范围约 6cm×5cm×5cm，右乳外下另见一枚不规则结节，中度强化；C. 乳腺 MRI 提示：右乳内上、外下多发异常信号灶，较大，约 4cm×7.5cm×2.5cm，边缘不规则，T_2WI 稍高信号，增强后明显强化，局部胸大肌前缘模糊，右乳皮肤增厚，轻度强化；

PI 图像表现：D.3D 图像表现：多峰，峰值高，峰顶分叶状，基底宽；E.2D 图像表现：颜色呈黑色，形状不规则；F、G. 3D 动态表现：活动度差；H、I. 2D 动态回放：颜色分布不均匀

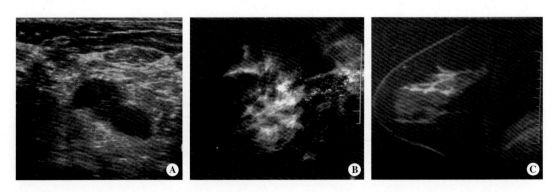

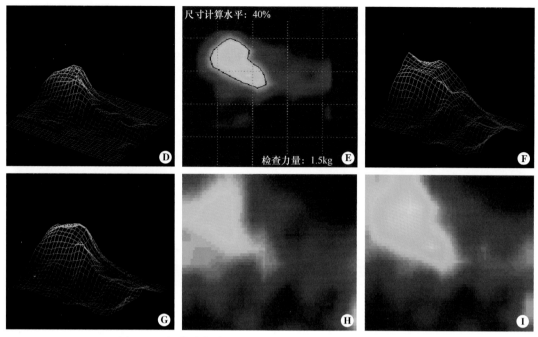

图 5-55 新辅助化疗后，手术前的病灶影像学检查图像表现

A. 乳腺超声提示：双侧乳房未见明显占位；B. 乳腺 X 线提示：两侧乳腺多量腺体型。两侧腺体呈片絮状改变。右乳内上见区段样分布的钙化；C. 乳腺 MRI 提示：右乳癌治疗后，右乳内上、外下见区域性异常强化，呈导管样、分支样，肿块实质成分不明显；

PI 图像表现：D.3D 图像表现：多峰，峰值低，峰顶钝，基底宽；E.2D 图像表现：颜色呈浅蓝色，形状不规则；F、G. 3D 动态表现：活动度差；H、I. 2D 动态回放：颜色分布不均匀

参 考 文 献

[1] Jay R.Harris，Marc E.Lippman，Monica Morrow，et al. Diseases of the Breast. 3 edition. Philadelphia：LWW，2006

[2] 邵志敏，沈镇宙，徐兵河 . 乳腺肿瘤学 . 上海：复旦大学出版社，2013

[3] 沈镇宙，陆劲松，邵志敏 . 乳腺疾病综合诊断学——附精选病例特征分析 . 上海：上海科学技术出版社，2012

[4] 刘佩芳，吴恩惠，鲍润贤 . 乳腺影像诊断必读 . 北京：人民军医出版社，2009

[5] 吴祥德，董守义 . 乳腺疾病诊治 . 北京：人民卫生出版社，2008

[6] Gilda Cardenosa. Breast Imaging Companion. Philadelphia：LWW，2009

第6章 乳腺触诊成像不典型病例

在临床试验中，也存在着部分病例PI图像表现不典型的情况。这部分病例主要分两类：一类是病理证实为良性而PI表现为质地很硬的乳腺疾病，一类是病理证实为恶性而PI表现为质地很软的乳腺癌。由于硬度和3D峰顶形状在良恶性诊断中所占比重偏大，如果此两项指标同时偏差的时候，PI诊断的特异性就会降低，必须结合临床或其他检查方法综合判断。

病例1

现病史：女性，53岁，发现左乳肿块20天，无疼痛不适。
超声提示：左乳腺外侧实质不均质占位（恶性可能）。
乳腺X线检查提示：左乳外上象限占位，其上片状局部结构紊乱，建议MRI检查。
PI提示：3D单峰，峰值高，峰顶尖，基底一般，动态活动度一般，2D颜色呈黑色，形状规则，动态回放颜色分布均匀。考虑恶性可能（图6-1）。
病理结果：（左乳）纤维腺瘤。

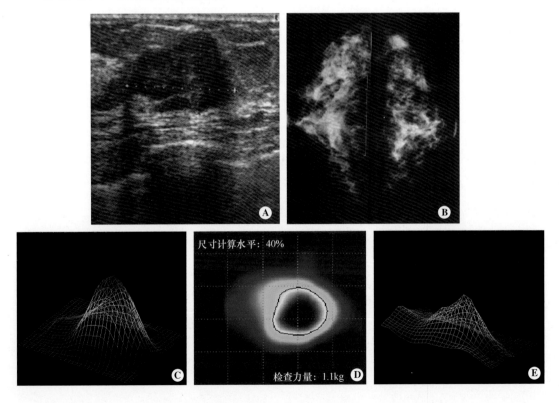

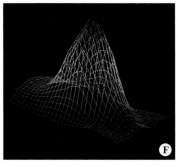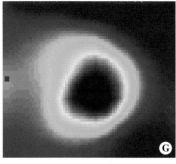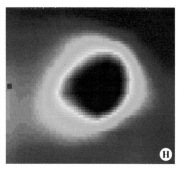

图 6-1　乳腺纤维腺瘤的不典型影像学检查图像表现

A. 乳腺超声提示：左乳腺外侧探及低回声，大小为 20mm×15mm×18mm，边界清晰，周边呈伪足状，内部回声均匀，后方回声衰减，血流不明显；B. 乳腺 X 线检查提示：左乳外上象限见片状高密度影，分叶状；

PI 图像表现：C.3D 图像表现：单峰，峰值高，峰顶尖，基底一般；D.2D 图像表现：颜色呈黑色，形状规则；E、F. 3D 动态表现：活动度一般；G、H. 2D 动态回放：颜色分布均匀

病例 2

现病史：女性，50 岁，右乳外侧增厚 1 年余，近期感觉明显，有变硬趋势。

超声提示：右乳外侧不均质团块（请结合 X 线摄片检查）。

乳腺 X 线检查提示：右乳外上方小结节影为良性病变，BI-RADS：2。

MRI 提示：右乳外侧恶性肿瘤，BI-RADS：5。

PI 提示：3D 多峰，峰值低，峰顶钝，基底宽，动态活动度差，2D 颜色呈浅蓝色，形状不规则，动态回放颜色分布均匀。符合增生特征（图 6-2）。

病理结果：（右乳外上象限）浸润性导管癌，Ⅱ 级。

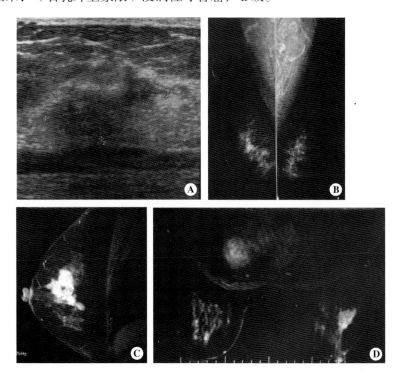

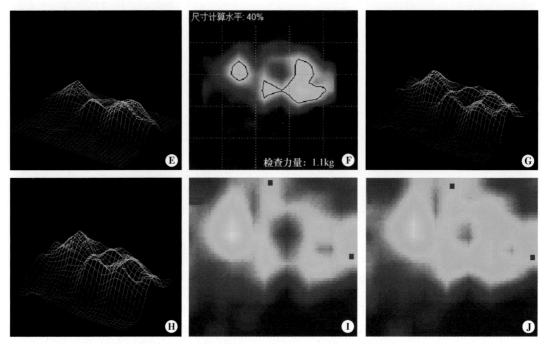

图6-2　浸润性导管癌不典型影像学检查图像表现

A.乳腺超声提示：右乳外侧探及低回声，大小为24mm×12mm，边界不清，形态欠规则，内部血流不明显；B.乳腺X线检查提示：右乳外上腺体多发小结节影，左乳未见肿块影及异常钙化灶；C、D.乳腺MRI提示：右乳外侧见多发大小不等结节影，增强后早期迅速强化，病灶边缘模糊不清，呈融合状态；

病灶PI图像表现：E.3D图像表现：多峰，峰值低，峰顶钝，基底宽；F.2D图像表现：颜色呈浅蓝色，形状不规则；

G、H.3D动态表现：活动度差；I、J.2D动态回放：颜色分布均匀

病例3

现病史：女性，50岁，体检发现右乳病变近1个月，无其他不适症状。

超声提示：双乳未见异常回声，双乳小叶增生。

乳腺X线检查提示：右乳内上结构扭曲，恶性肿瘤可能，建议穿刺活检，BI-RADS：4b。

MRI提示：右乳内上星芒状病变，恶性肿瘤待排，建议穿刺活检，BI-RADS：4。

PI提示：3D多峰，峰值高，峰顶分叶状，基底较宽，动态活动度差，2D颜色呈黑色，形状不规则，动态回放颜色分布不均匀。考虑恶性可能（图6-3）。

病理结果：术中病理报告（右乳）瘢痕组织及胶原纤维见小腺管浸润，部分区腺管外周肌上皮突隆，细胞异型性不大，硬化性腺病与浸润性癌难以鉴别，待慢石蜡及酶标结果最后诊断；术后石蜡报告（右乳）乳腺病，大部分区为硬化性乳腺病，小区为大汗腺腺病。

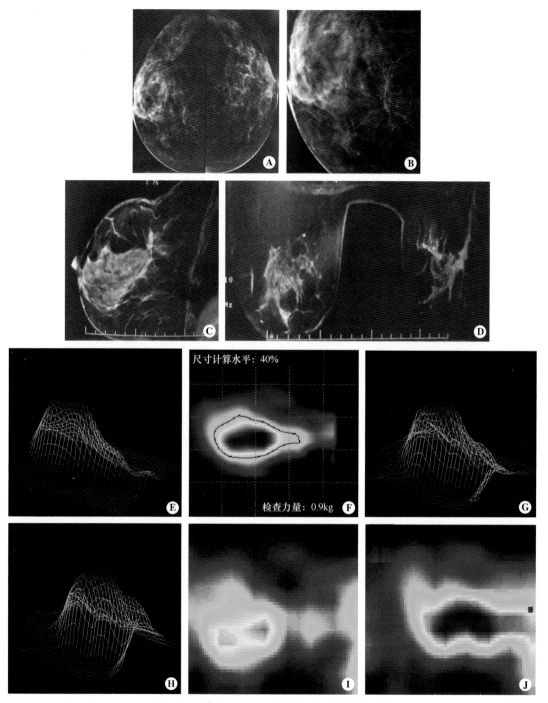

图 6-3　不典型性乳腺病的影像学检查图像表现

A、B. 乳腺 X 线图像表现；C、D. 乳腺 MRI 提示：双乳中等量腺体型，右乳内上象限见一星芒状强化灶，病变范围约 1.2cm×1.2cm×1.5cm 大小，边界不清，内部强化不均匀，平扫呈等信号；

病灶 PI 图像表现：E.3D 图像表现：多峰，峰值高，峰顶分叶状，基底较宽；F.2D 图像表现：颜色呈黑色，形状不规则；

G、H. 3D 动态表现：活动度差；I、J. 2D 动态回放：颜色分布不均匀

病例 4

现病史：女性，58 岁，1 年前乳腺 X 线检查发现左乳钙化，诊断为良性，例行随访。

超声提示：左乳外上不均质改变，乳腺病可能。

乳腺 X 线检查提示：双乳腺体囊性小叶增生，左乳伴小堆细钙化点，随访，BI-RADS：3。

PI 提示：3D 多峰，峰值较高，峰顶尖，基底一般，动态活动度一般，2D 颜色呈红色，形状不规则，动态回放颜色分布不均匀。考虑良性可能性大（图 6-4）。

病理结果：（左乳）高级别导管内癌。

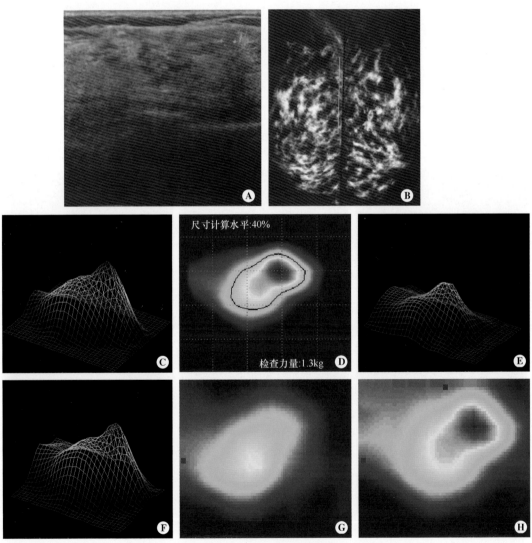

图 6-4　不典型性高级别导管内癌影像学检查图像表现

A.乳腺超声提示：左乳外上探及低回声，无明显边界，内隐约见细小强回声；B.乳腺 X 线检查提示：双乳头、乳晕及皮肤未见凹陷，双乳腺体呈片状、散在结节状增生，左乳外上方见小堆细钙化点；

病灶 PI 图像表现：C.3D 图像表现：多峰，峰值较高，峰顶尖，基底一般；D.2D 图像表现：颜色呈红色，形状不规则；E、F. 3D 动态表现：活动度一般；G、H. 2D 动态回放：颜色分布不均匀